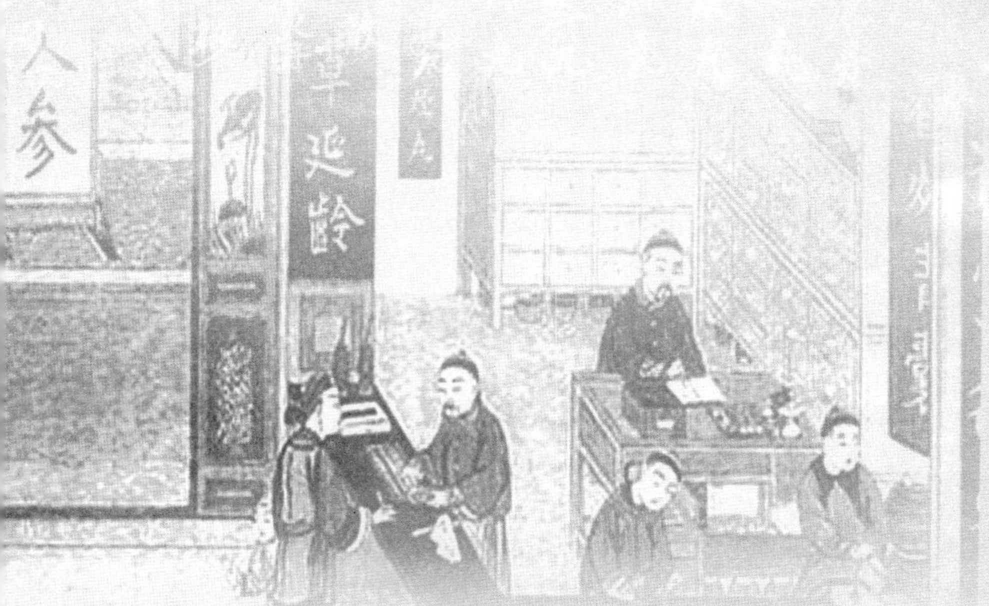

人参
延龄

天順堂府抄方

【清】佚名 抄录
伍悦 林霖◎点校

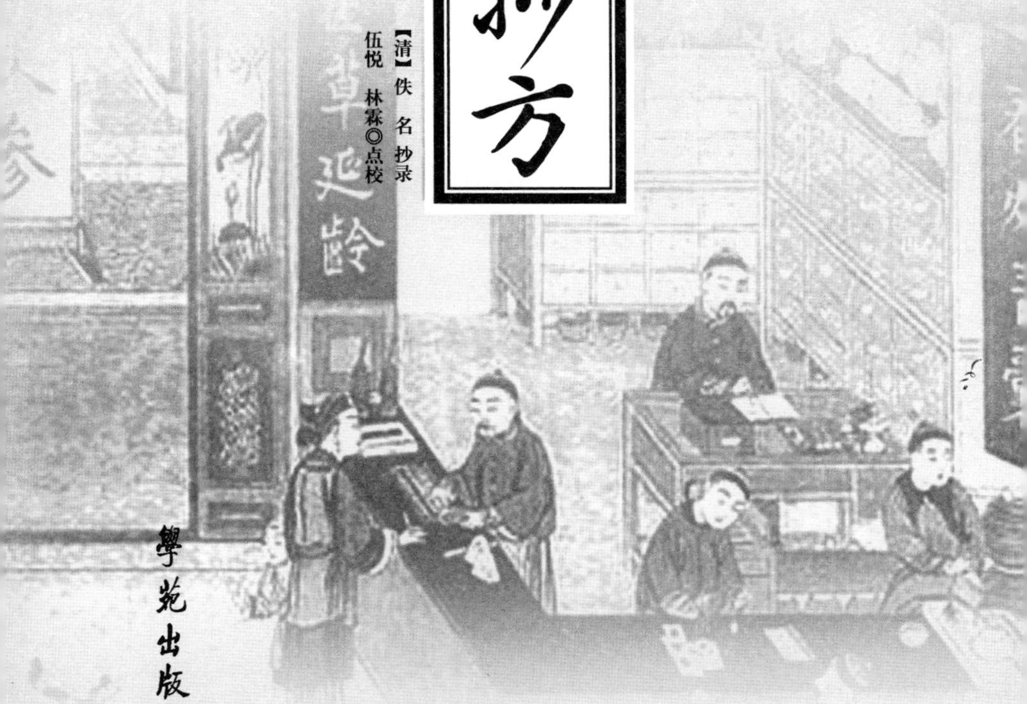

學苑出版社

图书在版编目(CIP)数据

天顺堂府抄方/〔清〕佚名抄录;伍悦,林霖点校.—北京:学苑出版社,2013.4

ISBN 978-7-5077-4249-7

Ⅰ.①天… Ⅱ.①佚…②伍…③林… Ⅲ.①丸剂-方剂-汇编-中国-清代 Ⅳ.①R289.349

中国版本图书馆 CIP 数据核字(2013)第 063459 号

责任编辑:付国英　陈　辉
出版发行:学苑出版社
社　　址:北京市丰台区南方庄 2 号院 1 号楼
邮政编码:100079
网　　址:www. book001. com
电子信箱:xueyuan@ public. bta. net. cn
销售电话:010-67675512、67678944、67601101(邮购)
经　　销:新华书店
印 刷 厂:北京市广内印刷厂
开本尺寸:890×1240　1/32
印　　张:9. 125
字　　数:36 千字
印　　数:1—3000 册
版　　次:2013 年 5 月第 1 版
印　　次:2013 年 5 月第 1 次印刷
定　　价:32. 00 元

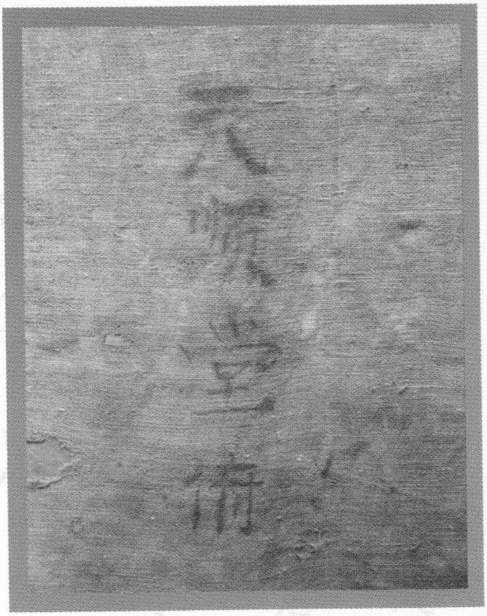

▲ 《天顺堂府抄方》书影之一

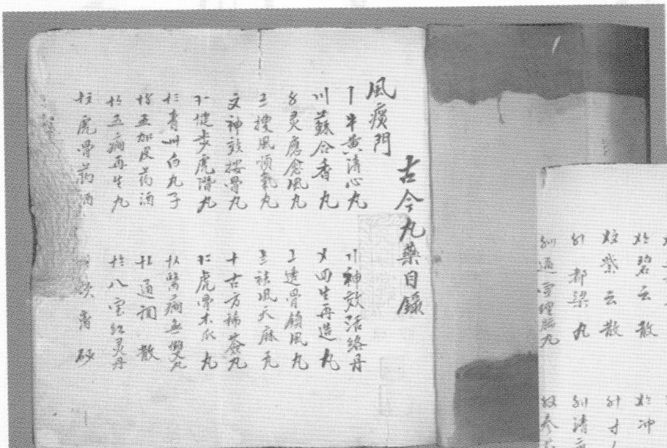

▲ 《天顺堂府抄方》书影之二

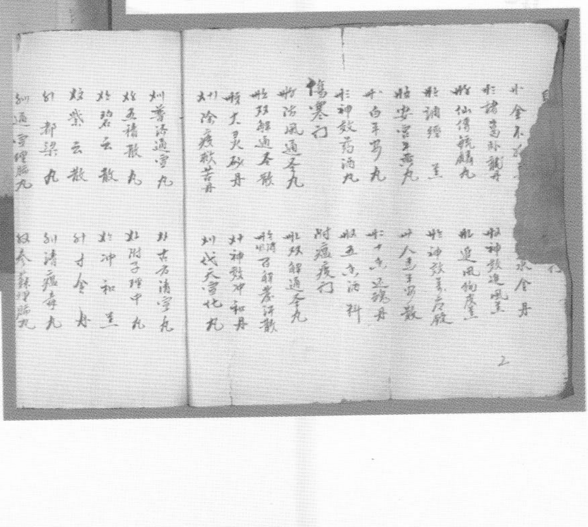

▼ 《天顺堂府抄方》书影三

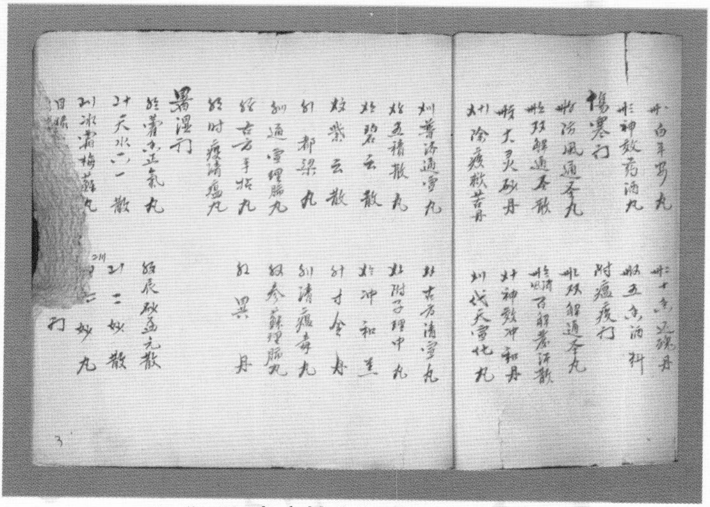

▲《天顺堂府抄方》书影之四

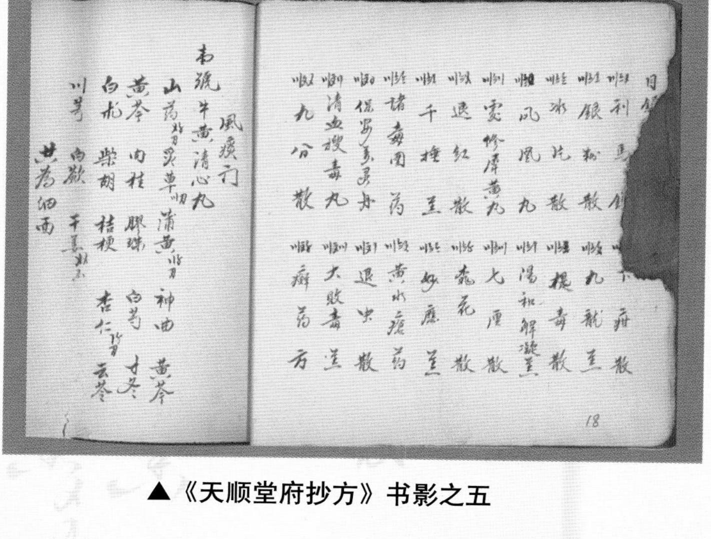

▲《天顺堂府抄方》书影之五

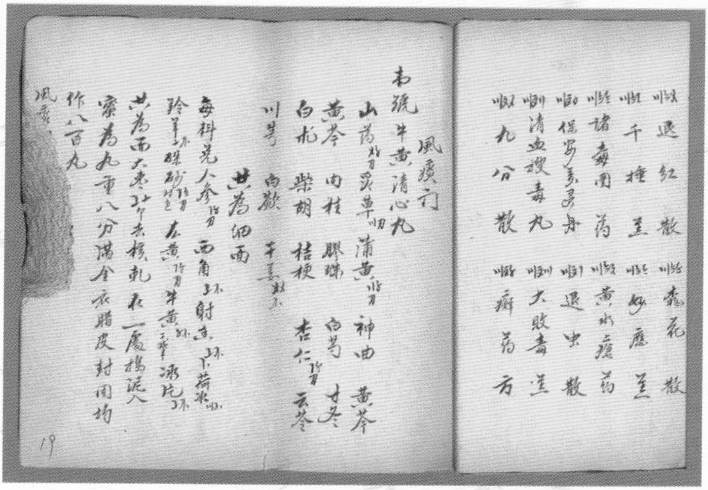

▲ 《天顺堂府抄方》书影之六

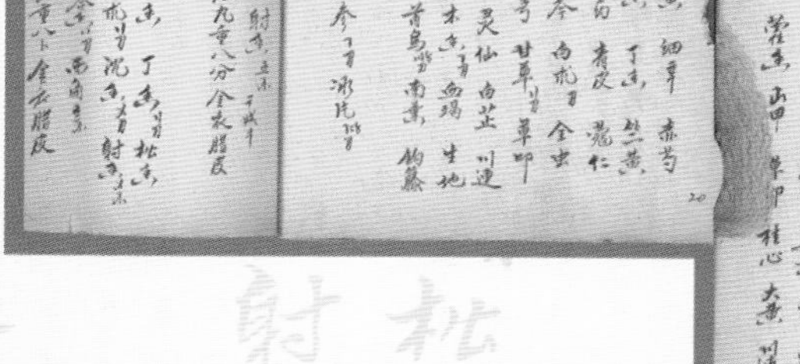

▲ 《天顺堂府抄方》书影之七

▼ 《天顺堂府抄方》书影之八

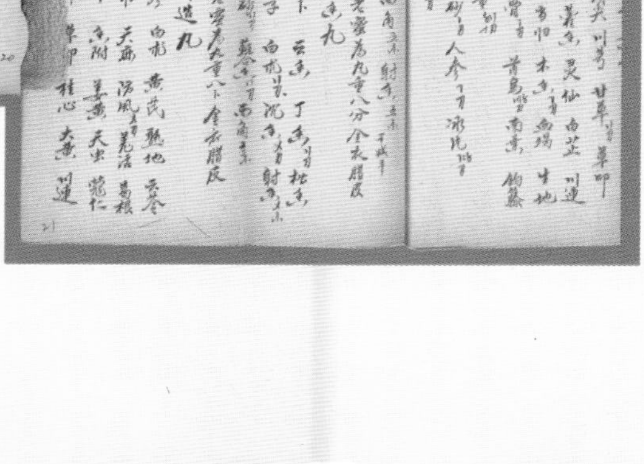

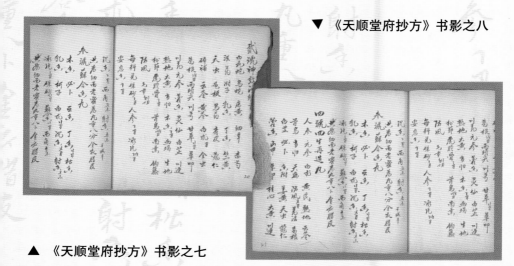

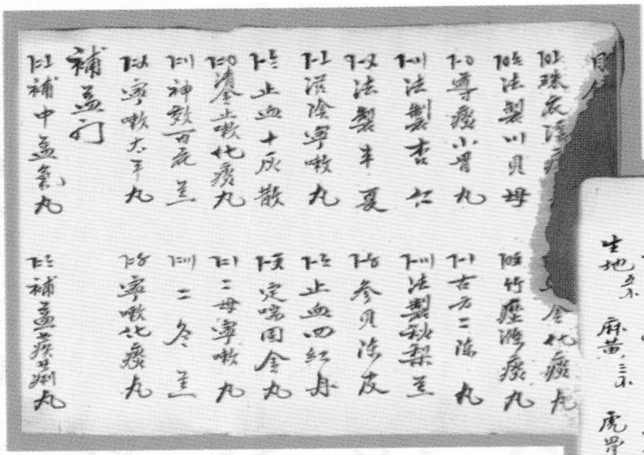

▲《天顺堂府抄方》书影之九

▼《天顺堂府抄方》书影之十

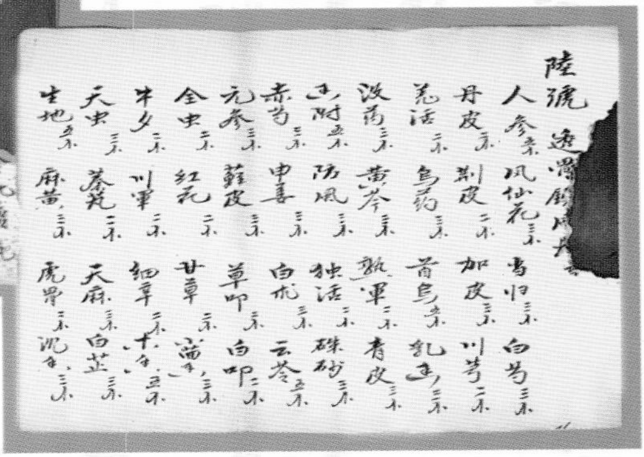

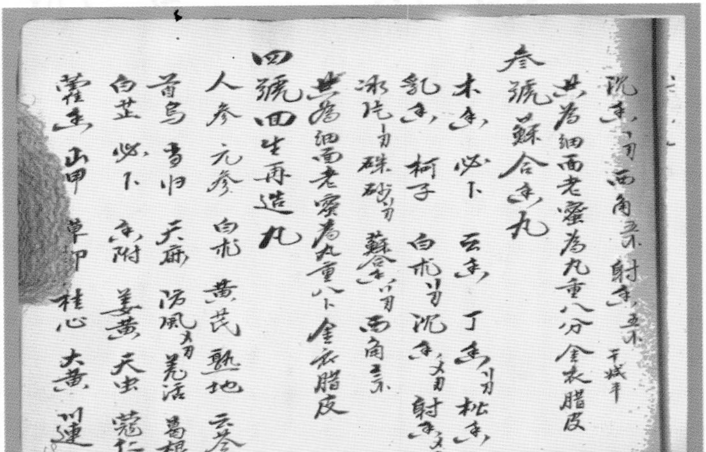

▲《天顺堂府抄方》书影之十一

出版前言

本书系民间收藏的天顺堂府抄录方，天顺堂号目前已无从考证。本书所录方药共计二五〇首，分别为风痰门三十四首、伤寒门（附瘟疫门）二十三首、暑湿门十三首、燥火门二十九首、痰饮门二十六首、补益门五十三首、脾胃门二十八首、气滞门四十首、眼目门四首，所录成方大多有计量与炮制方法。原书目录中还有『口齿门』、『妇科门』、『小儿门』和『外疮门』，但因正文部分缺失，故在本书中删去，未予记录。『眼目门』原记录有十四首，但现在仅存四首。甚为可惜。

本书所载方治疗范围广，针对现代常见疾病如感冒、咳嗽、发热、上火、食积、腹泻等，慢性多发病如咽炎、支气管炎、哮喘、心慌短气、消化不良、腰膝酸软、头晕眼花等，以及美容保健均有涉及。且药物常见易寻，药味不繁，少则一味，至多十余味，制作简便，操作性强。适合中医人士及广大中医爱好者揣摩研习、借鉴使用。

本书整理内容包括繁体字改简体，原文标读，原书目录与正文有不符处则互补缺漏。原书中明显错字、别字者，迳改，不作校记。

本书因是民间抄方，谐音字、简化字、异体字、俗用字较多，今在录稿及校订时尽量予以更正，书后附对照表便于读者核对。若有辨认不清者只得留与有识者予以指正。

特别要说明的是，有关抄方中的药物若有国家明令禁止使用的，读者在参考使用时必须遵循国家药典有关规定。另外，本书所录抄方计量单位及数字含有汉字数字，阿拉伯数字、民间常用的肉码字等多种表示方法，在录校稿中均予以统一用现代汉字表示，但单剂量单位还保留原十六两进制。书后附有对照换算表供读者参考。另书后附天顺堂府抄方原件，以便读者参阅。

点校者

二〇一三年一月二十九日

目录

伤寒门附瘟疫门

暑湿门

燥火门 …… 二五

补益门……四二

眼目门

附录

风痰门

一号 牛黄清心丸

山药四十五两　炙草三两　蒲黄二十五两　神曲　黄芩　肉桂　胶珠　白芍　寸冬　白

术　柴胡　桔梗　杏仁十五两　云苓　川芎　白蔹　干姜四十钱

共为细面。

每料兑人参十五两，犀角二钱，麝香二钱，薄荷冰三钱，羚羊（角）六钱，朱砂十八两（对色），雄黄十八两，牛黄五钱（干减半），冰片六钱，共为面。大枣六十个去核轧在一处，捣泥入蜜为丸，重八分，满金衣蜡皮封固，均作八百丸。

二号 神效活络丹

白花蛇　乌蛇　麻黄　细辛　赤芍　没药　附子　乳香　丁香　竺黄　天虫　龟

板　乌药　青皮　蔻仁　碎补　云苓　黄芩　白术一两　全虫　葛根十五两　两头尖

川芎　甘草二两　草蔻　川羌（活）　元参　藿香　灵仙　白芷　川连　熟地　大黄

当归　木香一两　血竭　生地　松节　虎胫骨一两　首乌三十五两　南叶　钩藤　防风

毛重五十二两。

每料兑朱砂一两，人参一两，冰片十二两，安息香一两，沉香一两，犀角五钱，麝香五钱（干减半）。共为细面，老蜜为丸，重八分，金衣蜡皮。

三号　苏合香丸

木香　荜茇　云香　丁香二两　松香　乳香　诃子　白术二两　沉香四两　麝香四钱

冰片一两　朱砂二两　苏合香二两　犀角八钱

共为细面，老蜜为丸，重八分，金衣蜡皮。

四号　回生再造丸

人参　元参　白术　黄芪　熟地　云苓　首乌　当归　天麻　防风四两　羌活

葛根　白芷　荜茇　香附　姜黄　天虫　蔻仁　藿香　山甲　草蔻　桂心　大黄　川

连　琥珀　炙草　赤苓　龟板　乳香　没药　川芎　乌药　麻黄　碎补　青皮　细辛

附子　母丁香　沉香　辰砂　胆片　竺黄　三七一两　香附　祁蛇　安息香四两　松香

血竭　真寄生二十五两　灵仙　全虫二十五两　木香四钱　犀角三十四钱　虎胫一对　牛黄三十四钱

麝香五钱　冰片十五钱　地龙肉五钱

共五十八味，九十六两。

以上者俱生用，如配时俱要洁净，饮片地道，药材不可炼，勿炮炙，共为细面，择二德之日净室。

蜜大丸，重一钱，满金衣蜡皮封固。

五号　灵应愈风丹

川柏　麻黄　黄芩　川芎　川连　独活　细辛　熟地　牛膝　防风　天麻　全虫　人参　官桂　川羌（活）知母　杜仲　黄芪　柴胡　枳壳　薄荷　蓁艽　白术　防己　木瓜　菊花　苍术　法夏　当归　甘草

共为细面，蜜为丸，重二两五，朱砂为衣。

六号　透骨镇风丸

人参五钱　风仙花三钱　当归三钱　白芍三钱　丹皮二钱　荆皮二钱　加皮三钱　川芎二钱

羌活二钱　乌药三钱　首乌五钱　乳香三钱　没药三钱　黄芩三钱　熟军二钱　青皮三钱　香附五钱　防风三钱　独活二钱　朱砂三钱　赤芍三钱　申姜三钱　白术三钱　云苓五钱　元参三钱　苏皮三钱　草蔻二钱　白蔻二钱　全虫二钱　红花二钱　甘草二钱　小茴香三钱　牛膝二钱　川军二钱　细辛二钱　木香五钱　天虫三钱　蓁艽二钱　天麻三钱　白芷三钱　生地五钱　麻黄三钱　虎骨二钱　沉香三钱　丁香二钱　官桂二钱　祁艾蛇三钱　菊花三钱

四十八味，共为细面，炼蜜为丸，重三钱，朱砂为衣。

七号　搜风顺气丸

熟军十一两　火麻黄四两　山药　李仁　槟榔　独活　枳壳二两　车前五两　牛膝二两

共为细面，蜜为小丸。

八号　祛风天麻丸

天麻　川牛膝　川芎　白芍　附子　川乌　当归　熟地　羌活三两

共为细面，水泛小丸。

九号　神效按骨丸

人参三钱　灵仙二钱　川芎一钱五　白芷三钱　防风二钱　木香二钱　槐角三钱　苦参二钱　五味一钱五　麻黄三钱　苍术三钱　双皮二钱　荆子三钱

每料兑麝香二分，冰片二分。共为细面，蜜为丸，重三钱，朱砂为衣。

十号　古方豨莶丸

豨莶草四两　防风二两　川乌五钱　归身　川芎　羌活　熟地七钱　白芍一两

共为细面，重二钱五厘。

十一号　健步虎潜丸

人参　黄芪　白术　当归身　虎骨　川柏二两　锁阳　枸杞　龟板　沉香一两　故纸　杜仲十五两　五味五钱　牛膝四钱　熟地八两

共为细面，炼蜜为小丸。

十二号　虎骨木瓜丸

当归二斤四两两　白芍二斤四两　苍术六斤　熟地四斤半　川芎　川羌（活）　防风　大

活

寄生　木瓜一斤半　牛膝十二两　肉桂十二两　虎骨二斤四两

共为细面，炼蜜为丸。

十三号　青川白丸子

半夏八两　白附一斤　南星一斤半　川乌四两

共为细面，水泛小丸，滑石为衣。

十四号　医痫无双丸

芥穗　生白矾

共为细面，水泛小丸，雄黄为衣。

十五号　五加皮药酒

加皮一两　当归三钱　蓁艽三钱　松节五钱　木瓜一两　防风三钱　茄根三钱　川羌（活）二钱　桂肉三钱　玉竹二钱　玫瑰花三钱　广皮二钱　栀子三钱　丁香二钱　砂仁二钱

川羌（活）二钱　姜黄五钱　红花二钱　生草五钱　檀香二钱　木香二钱

用酒二十斤，冰糖二斤，入酒内煮一炷香为度。

十六号　通关散

牙皂四两　细辛一两

共为细面，每两兑麝香二厘，冰片二分。

十七号　五痫再生丸

白附子一斤　法半夏四斤　南星二斤六两　蜈蚣十六条　皂角四斤　天虫二斤八两　乌蛇

共为细面，水泛小丸，朱砂为衣。

十八号　八宝红灵丹

门石四钱　明雄三钱　月石六钱　血竭五钱，对色　生赭石五钱，对色　朱砂一钱

共为细面，大瓶五分，小瓶二分五。

每料兑麝香二十五厘，冰片七钱，赤金二张，武每两兑虫苏四钱。

十九号　虎骨药酒

虎骨一两　生杜仲　木瓜　防风　川羌（活）　牛膝　枸杞　当归　白芷　年见五两

玉竹半斤　川芎三钱　地风五钱　桂枝　广皮　寄生真五钱　砂仁一钱　姜黄一两　红花

五钱

共轧粗末，入布口袋内浸泡，用酒二十斤煮透去渣，拧干再入白糖二斤，白蜜四两，红曲二两（对色），再加冯了姓药酒半斤，如成装时用玻璃瓶成酒，再入洋铁桶内用锯末稳住，用商标糊住，每大瓶二十两，每小瓶十两。

二十号　坎离砂即铁渣子用火炼好

每纸筒装十两，药面列后。

官桂　防风　红花　木瓜　归尾三钱

共为细面，每纸筒加此面二钱，另包。

二十一号　神仙金不换膏

当归　川芎　白芷　灵仙　桂枝　川乌　山甲　独活　年见　木瓜　牛膝　川断

天麻　仙茅　地风　麻黄十五两

用香油十斤，姑枯去渣，将油熬至滴水成珠为度，兑章丹成膏。又有细料下：

血竭、轻粉、龙骨、乳香、没药、海硝、石脂六两，冰片五钱，麝香一钱。共为细面，每料兑面四钱。

二十二号　凉水金丹

天麻　干姜　麻黄　绿豆粉　生军　朱砂　雄黄　甘草八两　细辛一两

共为细面，蜜为丸，重二十五钱，金衣。

二十三号　诸葛卧龙丹

灯心炭四两　牙皂一两　细辛五钱　不食草五钱　闹羊花　虫酥十五钱

每瓶装二分，共为细面，每两兑牛黄一分，冰片三分。

二十四号　神效追风膏

当归五钱　川乌　草乌二十五钱　地龙肉　没药三钱　木瓜　天麻　虎骨　白附子五钱

川断　木香三钱　牛膝　杜仲　麻黄　大活　人参五钱　红花　乌蛇三钱　全虫二钱　麝香二分　牛黄六分　冰片一钱　朱砂五钱

蜜为丸，重一钱五，蜡皮。

二十五号　仙传毓麟膏

生地　熟地　川断　丝子　牛膝　黄精　附子　远志　蛇床　大芸　紫梢花　寸冬　虎骨一两

用香油十斤，熬至滴水成珠，再加黄丹成膏。又细料列下：

龙骨六钱　木香四钱　起石八钱　石脂六钱　乳香四钱　没药五钱　丁香四钱　虫酥三钱　海马五钱，料　鹿茸五钱　桂肉五钱　硫黄五钱　麝香一钱　冰片三钱。每斤兑面五钱。

二十六号　狗皮膏

照前方。

二十七号　调经膏

照前方。

二十八号　万应锭

古香墨一斤　儿茶十斤四两　胡连十三两　川连三两　熊胆二十五钱　冰片一钱

临飞衣时每斤再加麝香二分，冰片一钱，共为细面。先将墨又用牛乳一斤发开，将为全在一处，拈为小锭，每斤用赤金四十张为衣。

二十九号　安宫牛黄丸

黄芩　明雄黄　栀子一两　珍珠五钱　麝香　冰片二十五钱　朱砂　川连　犀角　郁金　牛黄一两

共为细面，老蜜为丸，重一钱，满金衣蜡皮。

三十号　人马平安散

朱砂八两　明雄一两　月石五钱　火硝四钱　麝香五钱　冰片二钱　赤金百张

三十一号　白平安散

圆粉　荸荠粉　石膏　滑石五两　冰片三分　薄荷冰一分

共为细面，大瓶一钱，小瓶五分。

三十二号　十香返魂丹

麝香　牛黄　安息香一钱　冰片五分　沉香　丁香　木香　檀香　降香　乳香　藿香　天麻　诃子　朱砂　郁金　莲心　蒌仁　磁石　香附　礞石　苏合香　琥珀　天

虫　甘草四钱

共为细面，老蜜为丸，重一钱，满金衣蜡皮。

三十三号　神效药酒丸

陈皮　当归　加皮　砂仁　官桂二两　茜草十两　木香二钱　檀香一两　生栀一钱

共为细面，蜜大丸，重三钱。

三十四号　五香酒料

当归　茜草　陈皮　丹参　木瓜　三柰　甘草　甘松　白芷　紫草蔻　红花　檀香　丁香　砂仁

共为细面。

伤寒门附瘟疫门

三十五号　防风通圣散

防风　川芎　当归　白芍　大黄　薄荷　麻黄　连壳　皮硝十二五两　石膏　黄芩　桔梗四十四两　白术　滑石五斤十四两　甘草三斤十三两　栀子四斤十一两　共为细面，水泛小丸，滑石为衣。

三十六号　双解通圣丸

陈皮　香附　枳壳　前胡　干葛　川芎　苍术　白芷　川羌（活）　薄荷　防风六两　乌药　麻仁　甘草四两

共为面，水泛小丸。

三十七号　双解通圣散

芥穗　防风　连壳　白术　桔梗二斤　生栀　黄芩　川芎　当归　石膏　赤芍　薄荷　甘草十二两　麻黄二斤　滑石一斤

共为细面。

三十八号　消风百解发汗散

干姜一两　麻黄四两　甘葛二两　川羌（活）三两　天麻　豆粉一两　青茶五钱　共为细面。

三十九号　大灵砂丹

党参　酒芩　当归　虫衣　苏叶　白术　熟地　赤芍　荆芥　细辛　川芎　砂仁六两

青壳　薄荷　菊花　生栀　甘草十二两　大活　川羌（活）　石膏　升麻　滑石六两

寒水石一斤半

共为细面，蜜大丸，重三钱，朱衣。

四十号　神效冲和丹

防风　细辛　甘草四两　川芎　白芷　生地　川羌（活）二两　苍术一两

共为细面，蜜为丸，重二钱五分，朱衣。

四十一号　除瘟救苦丹

朱砂　雄黄　茶叶　绿豆　干姜　麻黄　甘草四两

共为细面，蜜大丸，重二钱五分。

四十二号　代天宣化丸

人中黄　川柏　黄芩　生栀　川连四两　青壳　芥穗

共为细面，水泛小丸，朱衣。

四十三号　普济通宣丸

人中白　防风　芥穗　川羌（活）　甘葛　连壳四两　白芷　柴胡　黄芩　桔梗

青叶　花粉　元参　赤芍　薄荷　熟军二两

共为细面，姜叶水泛小丸。

四十四号　古方清眩丸

川芎　细辛　芥穗　白芷　薄荷　石膏　藁本　元参　甘草　菊花　芥子　天麻

等分

共为细面，蜜大丸，重二钱五分。

四十五号　五积散丸

枳壳　川朴　桔梗　当归　干姜　白芍　茯苓二十五两　白芷　川芎　半夏　官桂　甘草二钱五　苍术　广皮　麻黄四两

枣水泛小丸。

四十六号　附子理中丸

人参三斤　白术九斤　干姜九斤　附子六斤　炙草三斤

共为细面，蜜大丸，重三钱。

四十七号　碧云散

薄荷三两　青黛一两　细辛五钱　川芎一两　不食草一钱　冰片二分

共为细面。

四十八号　冲和膏

白芷　大活　菖蒲　荆芥　赤芍　等分

共为细面。

四十九号　紫雪散

生石膏　滑石　寒水石　磁石此四味熬水收存，将石熬至手拈成粉为度，用此水再熬　升麻一斤

丁香一两　甘草半斤　犀角　羚羊（角）　沉香五两　元参一斤　木香五钱

将八味熬数十日，浓去渣晒干，再加硝石、朴硝二斤。每料兑麝香五厘，赤金一张，朱砂二钱，冰片三分。

五十号　寸金丹

藿香　乌梅　赤芍　白芷　川朴　防风　前胡　川芎　薄荷　苏叶　陈皮　苍术

半夏　羌活　麻黄　葛根　草果　枳壳　神曲　甘草　木香　砂仁　白蔻四两

共为细面，蜜大丸，重二钱五分，朱衣。

五十一号　都梁丸

白芷三斤

共为细面，用酒拌晒七次，蜜大丸，重三钱。

五十二号　清瘟解毒丸

柴胡一斤半　干葛　白芷　川芎　川羌（活）　桔梗　连壳　花粉　黄芩　元参
竹叶　赤芍　甘草

共为细面，蜜大丸，重三钱。

五十三号　通宣理肺丸

人参　前胡　半夏　葛根　云苓七斤五两　木香十四两　苏叶十五两　桔梗　枳壳七斤五两　甘草三斤十二两　陈皮七斤五两　麻黄三斤十二两

共为细面，蜜大丸，重三钱。

五十四号　参苏理肺丸

人参　苏叶　前胡　陈皮　枳壳　云苓　葛根　桔梗十二两　半夏半斤　木香四两
甘草四两

共为细面，水泛小丸。

五十五号　手拈丸古方

干姜　枳实　枳壳　青皮　乌药　苏叶　元胡　白术　陈皮　川朴　云苓　香附　吴萸　藿香　草蔻　肉桂

共为细面，姜叶水泛小丸。

五十六号　异丹

苍术三钱　檀香□　白芷三钱　朱砂二两　门石二钱　红曲二钱　蔻仁二钱　藿香三钱　薄荷一两　木瓜三钱　丁香二钱　母丁香二钱　银朱二钱　血竭三钱　麝香二分　冰片五分　薄荷冰五分

共为细面，每粗料面兑薄荷冰三分，冰片一钱，乳香三钱，朱砂一钱。每合毛重二两五，花露水、甘油、血力花对月石二钱。

五十七号　时疫清瘟丸

藿香三钱　陈皮四钱　川朴三钱　茅术六钱　白芷五钱　腹皮四钱　苏叶三钱　赤苓六钱　夏曲三钱　桔梗八钱　甘草四钱　柴胡四钱　连壳四钱　川芎三钱　银花三钱　花粉五钱　黄芩

四钱　赤芍六钱　元参四钱　葛根三钱　菊花六钱　川连四钱　犀角一钱　羚羊角三钱　冰片二钱

共为细面，蜜大丸，重二钱五，金衣蜡皮。

暑湿门

五十八号　藿香正气丸

藿香　川朴　陈皮　苏叶　腹皮　白芷　法夏　桔梗　赤芍　白术　云苓　川羌（活）　薄荷　川芎　元参　花粉　栀子　连壳　枳壳　木通　甘草四斤　共为细面，蜜大丸，重三钱，朱衣。

每斤原料加冰片一钱六分，薄荷冰五分，檀香一两六钱，丁香五钱，蜜丸，重三钱，朱衣蜡皮，即加料正气丸。

五十九号　辰砂益元散

滑石一斤　甘草四两　朱砂

共为细面。

六十号　天水六一散

滑石六两　甘草一两

共为细面。

六十一号　二妙散

茅术　川柏一斤半

共为细面。

六十二号　冰霜梅苏丸

花粉　苏叶一两　柿霜二两　乌梅肉五两　薄荷二两　葛根一两

共为细面，冰糖渣起，每如黄豆大，再加白糖为衣。

六十三号　二妙丸

茅术　川柏半斤　牛膝三两　丹皮一两　祁艾二两　木香五钱　泽泻一两　云苓二两　甘草五钱

共为细面，水泛小丸。

六十四号　金衣祛暑丸

藿香三两　木瓜十三两五钱　苏叶四两　丁香九两五钱　香茹二十五两　云苓七百五十五两　檀

香九十五两　甘草三十五两

共为细面，蜜大丸，重一钱五，寸金红纸包。

六十五号　六合定中丸

苏叶　藿香　香茹　枳壳　木瓜　赤芍　檀香　川朴六斤　甘草　木香　扁豆　丁香六两三钱重

每料兑檀香三钱，冰片二钱，薄荷冰一钱，蜜大丸，重二钱，朱衣蜡皮。加料定中丸。

六十六号　清暑益气丸

人参　口芪　茅术　神曲　川柏　寸冬　白术　陈皮　当归　炙草　泽漆　葛根　五味　青皮四两　升麻五两

共为面，蜜大丸，重三钱。

六十七号　香薷丸

香薷　藿香　川朴　云苓　木瓜　苏叶二两　丁香　檀香一两　炙草二两

共为面，蜜大丸，重二钱五分。

六十八号　千里水葫芦丸

人参　午时茶　乌梅　葛根　青果　诃子四两　百药尖　月石　甘草　花粉三两

共为面，白糖五斤，水泛小丸。

六十九号　痧气灵丹附时疫症丸

茅术一两五　丁香三钱　天麻一两八钱　麻黄一两八钱　大黄三两　甘草一两二钱　雄黄一两八钱　蝉酥四钱五分　麝香三钱　朱砂一两八钱　冰片二钱

共为面，水泛小丸，晾干。再依此方细料加倍，即时症丸。

七十号　周氏回生丹

麝香三钱　沉香三钱　倍子二两　雄黄三钱　木香三钱　甘草二钱　冰片二钱　朱砂六钱

千金霜一两　毛慈菇一两五钱　檀香二钱　大戟一两五钱　丁香三钱　神曲二两

共为细面，神曲糊丸如赤豆大，辰砂衣，散封九粒。

燥火门

七十一号　通幽润燥丸

熟地　熟军　大芸　当归　松仁　李仁　麻仁　柏子仁

共为面，蜜小丸。

七十二号　活血润肠丸

当归　杏仁　生地　枳壳　麻仁半斤

共为面，蜜小丸。

七十三号　九制大黄丸

熟军一斤

用黄酒九蒸九晒，共细面，蜜小丸。

七十四号　清音丸

人参　乌梅　月石　明粉　儿茶　桔梗　青黛四两　寒水石　石膏半斤　甘草四两

蜜大丸，重一钱。

七十五号　铁笛丸

乌梅　月石　明粉　薄荷　寸冬　柿蒂　射干　桔梗　甘草　诃子　儿茶　百药尖　元参一两

共为面，蜜大丸，重一钱。

七十六号　犀角上清丸

川连　犀角　苦参　黄柏　花粉　生地　防风　荆芥　牛子　石膏　桔梗　当归　连轺　赤芍　黄芩　薄荷　甘草　菊花　川芎　元参　生栀

共为细面，水泛小丸，青黛衣。

七十七号　黄连上清丸

大黄　黄芩　赤芍二十五斤　栀子　当归　连轺　川芎　薄荷　荆芥十四斤　菊花　花粉十四斤　桔梗十五斤　元参　川连　甘草五十五两

共为细面，水泛小丸，姜黄为衣。

七十八号　芎菊上清丸

川芎　黄连　桔梗　防风　荆芥　花粉十四斤　细辛　元参十四斤　甘草　当归　薄荷　栀子　枳壳十九斤　黄芩二斤半　熟军　青轺　荆子十九斤　菊花十四斤　广皮二斤半

水小丸。

七十九号　四季三黄丸

大黄　黄芩　栀子二斤　黄二斤，另兑

共为面，水小丸。

八十号　茶调散

芥穗　菊花　川芎　羌活　白芷　防风二两　细辛一两　蝉衣　天芷五钱　薄荷一两　甘草六钱

共为细面。

八十一号　当归芦荟丸

当归　薄荷　栀子　川柏　黄连三斤　芦荟一斤半　麝香一两五钱　熟军　青黛一斤半，

上衣

水小丸，青黛衣。

八十二号　清胃黄连丸

陈皮　川朴　黄芩　香附　栀子　神曲八斤　法夏　枳壳六斤　山楂五斤　川连四斤

甘草二斤　茅术五斤　砂仁二斤　木香一斤

水泛小丸。

八十三号　单黄连丸

川连　大黄　栀子　滑石半斤

水丸。

八十四号　加味犀角丸

广角　连轺　荆芥　桔梗　生地　防风　牛子　栀子二两　赤芍　花粉　黄芩

元参　川柏　川连　当归　薄荷一两　甘草三两

水泛小丸，青黛为衣。

八十五号　清咽利膈丸

桔梗　元参　花粉　大黄　连轺　牛子　黄芩　射干　豆根　白芷　银花四斤

甘草　川连　薄荷　石膏　防风　天虫　寸冬　生地　诃子二斤

水丸。

八十六号　扶阴降火丸

当归　生地　白芍　知母　川黄四两　天冬　白术　黄芩二两　陈皮　甘草一两

水泛小丸。

八十七号　神芎丸

川军　川芎　黄芩　黄柏　生栀　黑丑　滑石半斤

水泛小丸。

八十八号　栀子金花丸

大黄　黄连　黄芩　川柏　栀子　生地六斤半

水泛小丸。

八十九号　清火燥膈散

生军　栀子　连轺　石膏　防风　桔梗　薄荷　川黄连　川柏　花粉　元参　生地　赤芍　银花　甘草　等分

共为细面。

九十号　地榆槐角丸

槐角　生地　黄芪　当归四斤　川芎　阿胶　白芷一斤　川连　黄芩　枳壳　蓁艽　防风　连轺　地榆　生麻

蜜小丸。

九十一号　止红肠澼丸

槐花　陈皮　椿皮　条芩　连轺　芥穗　茅术　阿胶　姜炭　侧柏炭　川朴　当归　生地　生地榆十二两　升麻　棕炭半斤　甘草五两

蜜小丸。

九十二号　古方脏连丸

生地　山萸　山药　川连　云苓　丹皮　酒芩　川柏　槐角十五两　当归　知母　人参　泽漆　牙皂　花粉十两

蜜小丸。

九十三号　脏连丸

当归　生地　川芎　槐角　当芍　赤芍　川连　槐尖四两　山甲二两

共为粗末，装入猪大肠内，蒸熟，切片晒干，细面，蜜小丸。

九十四号　麻仁滋脾丸

白芍六斤　川朴十斤　枳实六斤　大黄十二斤　麻仁十二两，另兑　枣仁十二两，另兑

蜜小丸。

九十五号　壬水金丹

大黄六斤　铅六斤，化成饼

一层铺药一层铺嫩柳牙三斤，第一层柳牙，一层蒸晒各七次，再用普儿茶三斤，

蒸晒各七次，再用绿豆三升，蒸晒各七次，去豆不去叶，用旺蒸三个时辰为度。晒干轧细面，江米为丸，每丸晒干落二分，满金衣，如配和时务至清明节前方好，若清明节后配和者则不佳，务慎之慎之。启做时每斤兑羚羊角、犀角各二钱。

九十六号　梁会大津丹

黄芩乙庚辛　黄柏丁壬未　生栀丙辛水　川连戊癸火　甘草甲乙土，各六两

共为细面，蜜大丸，重二钱五分，雄黄朱砂衣，黄纸包。

九十七号　分清五淋丸

海金沙　瞿麦　萹竹　车前　大黄　甘草　滑石　木通　猪苓　泽漆　赤芍四斤半

水泛小丸。

九十八号　神效金砂散

当归　大黄　牛膝　木香　雄黄　海金沙　等分

共为细面。

九十九号　清火凉膈丸

川连　防风　黄芩　桔梗　薄荷　连轺　栀子　升麻　白芍　元参　葛根　甘草

荆芥　熟军六两　川柏　花粉　生地　白芷十二两　石膏一斤二两

共为细面，水泛小丸。

痰饮门

一〇〇号　除痰降火丸

半夏　南星　防风十二两　白附子半斤　前胡　桔梗　花粉　黄芩　枳实　知母　神曲　熟军　双皮十二两　甘草四两

水泛小丸。

一〇一号　竹沥化痰丸

陈皮　法夏　云苓　白术　熟军　黄芩一斤十四两　甘草一斤　礞石十两　沉香八两

水泛小丸。

一〇二号　清肺抑火丸

法夏　陈皮　桔梗　赤芍六斤　枳壳　蒌仁四斤半　川连　黄芩　栀子　京贝　苏子　双皮　杏仁　皮硝三斤　木香十二两　海石六斤　甘草一斤　熟军六斤

水泛小丸。

一〇三号　清气化痰丸

南星　半夏　神曲　麦芽一斤　陈皮　枳壳　白术　云苓　苏子　薄荷　蒌仁　香附　山楂　白蔻　青皮　葛根　川连半斤　酒芩十二两　海石十二两

水泛小丸，青黛为衣。

一〇四号　礞石滚痰丸

熟军　酒芩十三斤半　沉香十二两

水泛小丸，礞石衣。

一〇五号　沉香滚痰丸

沉香八两　木香　白附　南星一斤　法夏一斤半　枳实　槟榔　橘红　陈皮　赤芍　熟军二斤　甘草半斤　黄芩一斤

水泛小丸。

一〇六号　朱衣滚痰丸

朱砂一两　黄芩　熟军十两　犀角一两五钱　沉香一两　麝香六钱五分　枳实　法夏四两

橘红六两

水泛小丸，朱衣。

一〇七号　千金化痰丸

当归　枳实　花粉　白术　陈皮　云苓　知母　黄芩　甘草　熟军　法夏　海石

胆星　天麻　芥子　桔梗半斤

共为细面，水泛小丸。

一〇八号　法制贝母

川贝母一斤　薄荷二两　甘草一两　倍子十个　广皮五钱

熬水，浸贝母黑色为度。

一〇九号　竹沥涤痰丸

法夏　南星　枳壳　云苓　陈皮　菖蒲　竹茹二两　人参五钱　甘草一两

为细面，水泛小丸。

一一〇号 导痰小胃丸

芫花 大戟 甘遂五两，醋炙 熟军一两 川柏二两

水泛小丸。

一一一号 古方二陈丸

陈皮 法夏 云苓半斤 甘草四两

共为细面，水泛小丸。

一一二号 法制杏仁

甜杏仁五斤，泡去皮苦味

用五倍子、黑豆半斤，同杏仁用铜锅煮一炷香为度，取去晒干，再用五倍子、川贝母五钱，大茴香三钱，甘草一两，薄荷一两，寸冬一两，乌梅一两，当归二两，花粉三钱，肉桂五钱，陈皮三钱，月石三钱，苏子五钱，青盐四两，共煮叶去渣，浸杏仁黑色为度。

一一三号　法制梨膏

秋梨五十个　藕节一斤　鲜姜四分

水熬汁四两，再兑蜜十二两，加蜜收膏。

一一四号　法制半夏

大生夏佪十斤　甘草十二两　薄荷二十两

水泡夏佪三四次，再用姜水泡七天，白水泡七天，朴硝茅术各泡七天，上黄色晒干。

一一五号　参贝陈皮

广皮一斤，浸去苦味

用人参、月石、贝母三钱，白糖一两，青盐五钱，苏叶五钱，甘草五钱，熬水，将陈皮浸透蒸晒，黑色为度。

一一六号　滋阴宁嗽丸

当归　云苓　白术　天冬　白芍　生地　熟地　知母　贝母　元参　桔梗　川柏

甘草半斤

蜜大丸，重二钱五分。

一一七号　止血四红丸

当归　蒲黄　大黄　槐角　阿胶

蜜大丸，重三钱。

一一八号　止血十炭散

薄荷炭　大苏炭　侧柏炭　茅根炭　茜草炭　棕皮炭　山栀炭　丹皮炭　大黄炭

等分

共细面。

一一九号　定喘固金丹

生石膏　麻黄　杏仁　广皮　米壳　甘草一斤　五味　砂仁半斤

共为细面，蜜大丸，重三钱，每斤兑炭三钱。

一二〇号　清金止嗽化痰丸

云苓　半夏　桔梗　葛根　前胡　苏子　陈皮　贝母　杏仁　枳实一斤半　人参木香六两

共为细面，水泛小丸。

一二一号　二母宁嗽丸

石膏　京贝　知母四两四钱　栀子　黄芩六斤　双皮　赤苓　蒌仁　陈皮五斤　枳实三斤半　甘草一斤　味子十二两

共为细面，蜜大丸，重三钱。

一二二号　神效百花膏

百合　冬花四两　五味一两　丹皮　寸冬　前胡　桔梗　紫菀　花粉　陈皮四两　元参　沙参　杏仁　川贝　柿霜　乌梅一两

共为细面，蜜大丸，重二钱五分。

一二三号　二冬膏

寸冬一斤　天冬四两

二味熬水加蜜成膏，再加贝母面二两，每汁四两，兑蜜十二两。

一二四号　宁嗽化痰丸

川贝　冬花十两　双皮二斤半　阿胶　杏仁　五味十两　天冬　寸冬　法夏十两五钱　甘草五两

蜜大丸，重三钱。

一二五号　宁嗽太平丸

天冬　寸冬　知母　杏仁　葛根　双皮　川贝一斤　百部　川连　阿胶　薄荷　桔梗　当归十二两　蒲黄六两　京墨四两

蜜大丸，重三钱。

补益门

一二六号　补中益气丸

人参　黄芪四斤十二两　炙草一斤九两　陈皮二斤三两　当归　白术　升麻　柴胡十五两

共为细面，水泛小丸。

一二七号　补益蒺藜丸

当归　杜仲　枸杞　木瓜　神曲四两　牛膝三两　口芪二两　寸冬二两　山楂四两　枳实一两　蒺藜六两　薄荷一两

共为细面，蜜为丸，重三钱。

一二八号　河车大造丸

人参　口芪　熟地　紫河车一具　云苓　川断　枸杞　山萸　天冬四两　枣仁　杜仲二两　五味一两　肉桂二两　牛膝一两　寸冬　山药二两　炙草一两

共为细面，蜜小丸。

一二九号　滋阴百补丸

熟地三斤　丝子　大芸　人参十两　知母　五味　黄柏　甘草五两　口芪　杞子　龟板一斤四两　天冬　山萸十五两

共为细面，蜜小丸。

一三〇号　大补阴丸

熟地　龟板　知母　川柏半斤

共为细面，蜜小丸。

一三一号　神仙既济丸

人参　当归　山药　山萸四两　枸杞五两　熟地四两　寸冬二两　柏子仁一两　云苓四两　金英子一两五钱　菟丝子五钱　五味五钱　牛膝二两　大云四两　甘草一两五钱　龙骨一两

共为细面，蜜小丸。

一三二号　人参固本丸

人参半斤　五味二两　生地四两　二冬六两　口芪半斤

共为细面，蜜小丸。

一三三号　真人还少丹

熟地半斤　山药　云苓四两　枸杞二两　远志一两五钱　巴戟二两　茴香一两　杜仲二两　大云一两五钱　五味五钱　牛膝一两五钱　菖蒲一两　赭石子一两　故子二两

蜜小丸。

一三四号　七宝美髯丹

首乌半斤　云苓　故子　当归　牛膝　杞子　菟丝子四两

蜜小丸。

一三五号　延龄固本丸

人参二两　寸冬　丹皮　杜仲　山药　熟地四两　莲须　远志三两　白术　当归　杞子　山萸　云苓　口芪四两　故子　枣仁三两

蜜小丸。

一三六号　保元丸

炙芪　人参半斤　沙苑　盆子　山药　山萸　龙骨　枣仁　云苓　磁石　牡蛎　菟丝子　莲须　甘草四两

蜜小丸。

一三七号　无比山药丸

熟地　山药　菟丝子　大芸　附子　牛膝　山萸　云苓　五味　柏子　巴戟　姜炭　泽漆　白术　杜仲二两

蜜小丸。

一三八号　打老儿丸

熟地一斤　山萸　山药　枸杞　巴戟　川断　菖蒲　牛膝　杜仲　大芸　味子　远志　小茴香半斤　赭石十二两

蜜小丸。

一三九号 老奴丸

梢花 蛇床 马前 大芸 大茴香一两 故子三两 羊藿二两 韭子二两 桑硝一两 杞子二两 山萸四两 灯心炭四钱 巴戟三钱 澄茄二两 英子二两 远志三两 附子一两 蜘蛛十四个 丝子四两 熟地半斤 母丁香三钱 泽漆二两 木通二两 马兰子二两 云苓四两 鹿茸五钱 全虫一两 木香二钱 沉香二钱

蜜小丸。

一四〇号 五子洐宗丸

熟地 山萸 山药四两 陈皮 云苓 泽漆 杞子 菟丝子 覆盆 赭石 故纸四两 味子五两

共为细面，蜜小丸。

一〇一号 长春广嗣丸

熟地 山药 云苓 山萸 故子 大芸 巴戟 鹿胶 杜仲 杞子 菟丝子 金英 芦芭 赭石 楝子 大茴 附子 沉香 全虫 肉桂 川柏 青盐 龙骨 澄茄

韭子　味子　泽泻

蜜小丸。

一四二号　左归丸

熟地半斤　山萸　山药四两　杞子二两　丝子三两　鹿胶　龟板四两　牛膝二两

共为细面，蜜小丸。

一四三号　右归丸

熟地　山药　山萸四两　丝子　杜仲三两　杞子六两　当归　鹿胶　附子　肉桂二两

蜜小丸。

一四四号　班龙丸

鹿胶　山药　山萸　天冬　麦冬　牛膝　菖蒲　知母　杜仲　龟板　故纸三两

黄柏　远志　丹皮二两　牡蛎一两　杞子二两

蜜小丸。

一四五号　坎离丸

当归四两　川芎　白芍三两　熟地四两　知母　黄柏二两　山药　泽漆　丹皮　山萸四两　龙骨二两

蜜小丸。

一四六号　壬子丸

熟地四两　山药　山萸　云苓　生地三两　茯神二两　天冬　寸冬二两　口芪三两　枣仁　丹参　当归一两五钱　朱砂五钱

蜜小丸。

一四七号　古方三肾丸

熟地半斤　山萸　山药　丹皮　泽漆　云苓三两　大茴　小茴　枸杞一两　杜仲　益智二两　川断一两五钱　炙草八钱　狗肾　鹿肾　驴肾　广皮　青盐　砂仁一两五钱

蜜小丸。

一四八号　八珍丸

丽参二两　云苓　白术　当归　白芍四两　熟地半斤　川芎三钱　甘草一两五钱

共为细面，蜜小丸。

一四九号　三一肾气丸

生地　熟地　山萸　山药四两　龟板　枸杞　牛膝　麦冬　天冬　知母　黄柏一两　丹皮　茯苓　泽泻三两　锁阳　人参一两

共为细面，蜜小丸。

一五〇号　六味地黄丸

熟地半斤　山萸　山药四两　丹皮　茯苓　泽泻二两

蜜小丸。

一五一号　麦味地黄丸

照前加五味一两，麦冬二两。蜜小丸。

一五二号　知柏地黄丸

照前加黄柏、知母一两。蜜小丸。

一五三号　桂附地黄丸

照前加附一两五钱，肉桂二两。蜜小丸。

一五四号　金匮肾气丸

照前加附子、肉桂、车前、牛膝各一两。蜜小丸。

一五五号　肉桂地黄丸

照前加肉桂一两。蜜小丸。

一五六号　归芍地黄丸

照前加当归、白芍四两。蜜小丸。

一五七号　都气丸

照前方加五味一两。蜜小丸。

一五八号　古庵心肾丸

熟地　山萸　山药　生地四两　丹皮　茯苓　泽漆　枸杞三两　龟板　牛膝　当归一两　鹿茸五钱　川连　炙草一两

蜜小丸。

一五九号　天王补心丹

当归一斤四两　生地十五斤　石菖三斤十二两　人参一斤十四两　川连十二两　五味　天冬　麦冬　柏子仁　枣仁　元参　茯神　丹皮　桔梗一斤四两　远志一斤四两

蜜小丸，朱衣。

一六〇号　朱砂安神丸

生地　白芍　当归　茯神　麦冬　陈皮　川贝三斤　远志　川芎三斤四两　枣仁　川连　炙草八两

共为细面，蜜小丸，朱砂衣。

一六一号　柏子养心丸

茯神　茯苓　当归　生地四斤　炙芪　远志三斤四两　川芎　柏子仁　枣仁二斤十二两
半夏曲二斤六两　人参二斤　炙草一斤三两　五味一斤
　蜜小丸，朱衣。

一六二号　宁神定志丸

当归　生地　白芍　川芎四两　菖蒲　人参　远志五钱
　蜜丸，重三钱，朱衣。

一六三号　加味状元丸

熟地　白术　当归　黄芪四两　茯神　枣仁　茯苓三两　远志一两　元肉三两　生地
柏子仁　天冬　麦冬　莲子　丹皮二两　琥珀五钱　灯心三钱　桔梗　菖蒲　甘草一两
五味三钱　人参五钱
　蜜大丸，重二钱五分，朱衣。

一六四号　滋阴大力丸

当归　川断　寸冬（自）然铜　土鳖七个　茯苓　牛膝　白芍　杞子十四两　蒺藜一斤四两　人参三两五钱　鱼鳔十两五钱　熟地一斤五两

蜜大丸，重三钱。

一六五号　猪腰六合散

杜仲　巴戟　大芸二两　小茴一两　故子二两　青盐五钱

共为细面。

一六六号　益气健中丸

口芪　党参二斤　于术　云苓　诃子四两　米壳半斤　升麻　甘草二两　肉桂一两

每斤兑烟灰一钱，蜜大丸，重三钱。

一六七号　封脐暖肚膏

附子　官桂　干姜　葱白　老蒜　吴萸四两

用香油五斤，炸枯去渣，入黄丹三十两成膏，细料加肉桂六钱，良姜三钱，干姜五钱，荜茇三钱，丁香三钱，石脂五钱，以上共为细面，蒜泥为丸，绿豆大，雄黄为衣。

一六八号　十香暖脐膏

照前方再加木鳖四钱，肉桂八分，丁香六钱，轧细钱，每张用此面一钱五分。

一六九号　了几保真丸

鹿胶　云苓四两　五味一两　山甲六两　巴戟　故纸　系子　牛膝二两　茴香　沉香六两　大芸　柏子仁　山药　熟地　楝子　杜仲　远志　芦芭　益智二两　全虫

共为细面，蜜小丸。

一七〇号　秘制全鹿丸

鹿胎一具　海马一对　云苓　首乌　人参　仙茅　山药　盆子　苣藤子　杜仲　巴戟八两　牛膝　远志　龙骨六钱　山萸　枸杞　故纸　蛇床子　大芸　丝子　当归八钱　龟胶　附子　荜茇　肉桂　锁阳　茴香　沉香　五味　澄茄　蜜小丸。

一七一号　九转黄精丸

黄精十斤

九蒸九晒为细面，蜜小丸。

一七二号　百补增力丸

焦楂　神曲　麦芽　焦茅术　川朴　陈皮　焦青皮　焦枳实一斤

每斤兑马前面四钱，糖合蜜为丸，重一钱五分。

一七三号　参茸卫生丸

人参五钱　生芪八钱　当归五钱　白术　杞子　大芸　五味　牛膝　白芍　杜仲五钱　丝子八钱　炙草四钱　附子五钱　肉桂三钱　鹿茸三钱　元肉五钱　六味面四两

蜜大丸，重四钱，蜡皮封固。

一七四号　锁阳固精丸

知母　川柏九斤　芡实三斤　白术八斤　莲须　锁阳　牡蛎　龙骨　远志三斤　英子四斤

蜜小丸。

一七五号　林文公补正丸

明党　潞党　枸杞　云苓　玉竹　法夏　枣仁五斤　覆花　益智二斤半　炙草　橘红　杜仲　炙芪三斤半　米壳二十五斤　炮姜二斤半

每斤兑长寿面灰一两六钱，蜜小丸。

一七六号　种玉丸

熟地四两　山萸六钱　杜仲六钱　白术　牛膝一两　云苓　党参　枸杞六两　丝子一两　大芸　巴戟四两　龙骨三钱　蒺藜一两　附子四两　故纸　茴香一两　肉桂三钱　母丁香二两　狗肾一个　口芪五钱　虎骨三钱　鹿肾一个　海马一对　鹿茸六钱

共为面，蜜小丸。

一七七号　十全大补丸

肉桂　甘草　川芎　人参一斤二两　白芍　黄芪　熟地三斤六两　当归　白术二斤四两　云苓一斤十二两

蜜小丸。

一七八号　断烟参茸益寿丹

明党　杜仲　党参　云苓　枸杞二十两　枣仁十五两　法夏二十两　米壳　玉竹二十两　炮姜十五两　甘草四十两　益智十五两　金牛草　黄金草半斤　麻黄　李仁二十两　大不尺百两　另口芪二十两

为细面，每两兑丽参一钱，鹿茸二钱，沉香一钱，吗啡四厘，生烟六分，好灰一钱二分，人言五厘，水泛小丸。

每两面打三百五十粒，每丸重二厘五，滑石一斤兑朱砂二钱，合均，上亮衣，粉红色。

脾胃门

一七九号　大健脾丸

生白术九斤　黄芪六斤　陈皮三斤　当归三斤　山药一斤　木香十二两　枣仁　云苓三斤

远志一斤半

蜜大丸，重二钱五分。

一八〇号　人参归脾丸

人参　白术　茯神　枣仁　口芪　当归　远志　元肉四斤　木香一斤　甘草二斤

蜜小丸。

一八一号　人参健脾丸

人参　云苓　白术　陈皮　当归　白芍　山药　山楂　枳实　香附　神曲　麦芽

川朴半斤　莲子　甘草　砂仁四两

一八二号　理气健脾丸

当归　白术　茯苓半斤　桔梗　陈皮　神曲　香附　枳实　山楂一斤半　半夏一斤十二两　木香十两　甘草六两

共为细面，水泛小丸。

一八三号　参苓白术丸

人参三两　白术六两　莲子　陈皮　半夏　香附　茯苓　山药　扁豆　当归八两　黄连　砂仁　远志　菖蒲　桔梗　甘草四两

共面，水泛小丸。

一八四号　参苓白术散

莲子四两　薏米　桔梗　云苓　山药三钱　白术二两　党参　扁豆三两　炙草　广皮　砂仁

共为细面。

一八五号　二味枳术丸

枳实　白术一斤

共为细面，水泛小丸。

一八六号　云苓润身丸

白术　当归　莲子六两　神曲　香附　陈皮　枳实　山药　山楂　白芍二两　炙芪　云苓三两　川连　炙草二两

共为细面，水泛小丸。

一八七号　太和丸

人参　枳实　麦芽　广皮　半夏曲　白芍　白术　云苓　当归四两　元胡三两　黄连　木香　甘草二两

共为面，水泛小丸。

一八八号　加味保和丸

白术　陈皮　法夏　云苓　川连　神曲　山楂一斤十四两　香附　川朴　卜子　连

壳　麦芽一斤四两　枳实　黄芩十两

共为面，水泛小丸。

一八九号　竹沥枳术丸

枳实　白术　茅术　南星　半夏四两　黄芩　橘红　山楂二两　白芥子　当归　川芎一两　神曲

水小丸。

一九〇号　香砂枳术丸

枳实　白术　麦芽　山楂　香附　云苓　陈皮　茅术三斤　半夏　神曲二斤四两　砂仁　卜子　甘草　木香十二两

水泛小丸。

一九一号　橘半枳术丸

白术　枳实　神曲　麦芽一斤半

水小丸。

一九二号　太苍丸

陈苍术十斤　砂仁三斤半　茅术一斤四两　白蔻仁十两

水小丸。

一九三号　健脾平胃丸

茅术　云苓　白术　神曲　建曲四两　扁豆　广皮　川朴　麦芽三两　砂仁　木香二两　山药四两　山楂三两　炙草二两

水泛小丸。

一九四号　香砂养胃丸

陈皮　香附　白术　神曲　麦芽　法夏　云苓　枳实　栀子　山楂　黄芩一斤半

甘草　川连　木香　砂仁一斤　藿香　川芎一斤半

共为面，水泛小丸。

一九五号　越鞠丸

香附　茅术　栀子　神曲　橘红二两　白术　黄芩　山楂一斤半

水小丸。

一九六号　和中理脾丸

陈皮　白术　云苓　砂仁　川朴　山药　扁豆　薏米　白芍　枳实十二两　猪苓　香附　神曲　麦芽　茅术　木香　泽漆　山楂　甘草六两

蜜大丸，重三钱。

一九七号　六郁丸

香附　元胡　川芎　生栀　茅术　神曲二斤半

共为面，水泛小丸。

一九八号　越菊保和丸

陈皮　茅术　川朴三斤　枳壳　山楂　砂仁　神曲　法夏　郁金一斤半　桂枝一斤十二两　甘草六两　青皮二斤四两　香附三斤　卜子二斤四两　川芎一斤半

水泛小丸。

一九九号　经验健脾丸

白术　扁豆　云苓　当归　薏米　神曲　山药　山楂　陈皮　香附十五两　桔梗　猪苓　法夏　甘草　泽漆　砂仁　川连五两

共为细面水泛小丸。

二〇〇号　开胃健脾丸

白术　薏米　山楂　神曲　陈皮　麦芽二斤　甘草　莲子　木香半斤　山药　白芍　砂仁一斤

水小丸。

二〇一号　香砂平胃丸

木香　砂仁　甘草　茅术　陈皮　川朴三斤

共为面水小丸。

二〇二号　止泻胃苓丸

党参六两　茯苓　白术　川连　陈皮　苍术　白芍　猪苓　泽漆　川朴　藿香

诃子一斤二两　官桂一斤　甘草一斤四两

共为面，水泛小丸。

二〇三号　肉果四神丸

肉果　五味　故纸十二两　吴萸四斤半

水小丸。

二〇四号　泄泻固肠丸

肉草　木香　故纸　砂仁　川朴

水小丸。

二〇五号　香连丸

川连　枳壳　白芍三斤　槟榔　川朴　陈皮　广木香面　石莲子一斤半

共为细面，水泛小丸。

二〇六号　六神丸

当门子　蟾酥　真珠一钱　雄精三钱　京牛黄二钱　青黛六钱　天虫二钱五分　川连三钱

梅片二钱　熊胆三钱　古墓三钱　人指甲三钱　紫金锭五钱　硼砂二钱

共为细面。

气滞门

二〇七号　术香分气丸

木香一斤　丁香十二两　枳实二斤　檀香　甘草一斤　陈皮　砂仁　青皮　川朴二斤　甘松　莪术二斤半　藿香　焦楂二斤

用蔻仁母子水小丸，如蔻大小。

二〇八号　木香顺气丸

香附　乌药　枳壳　陈皮　山楂　神曲　卜子　麦芽　青皮　槟榔二斤半　砂仁　木香一斤

共为细面，水泛小丸。

二〇九号　九气拈痛丸

灵脂　莪术　当归　槟榔　香附　陈皮　甘草　木香十五两　元胡　姜黄　郁金十二两　良姜　青皮一斤半

共为细面，水泛小丸。

二一〇号　加味左金丸

川连三斤十三两　吴萸十两　柴胡　青皮　郁金一斤四两　香附一斤十四两　白芍一斤半

共为面，水泛小丸。

二一一号　郁金丸

槟榔　乌药　木香　黄连四两　陈皮　桃仁　连壳　防己　海粉　南星八两　半夏　茅术　川芎十二两　香附　郁金一斤　生栀　赤芍　砂仁　甘草六两

水泛小丸。

二一二号　交感丹

香附一斤　郁金　云苓半斤

水泛小丸。

二一三号　木香导滞丸

木香　茅术　砂仁三两　枳壳　青皮　川朴三两　香附　槟榔四两　甘草一两

共为面，水泛小丸。

二一四号　木香槟榔丸

木香　槟榔　枳壳　青皮　三棱　莪术　条芩　当归　香附　大黄　黑丑四两　川柏三斤

共为细面，水泛小丸。

二一五号　沉香化滞丸

沉香　木香一斤半　柏子仁二斤四两　大黄四斤半　枳壳　陈皮　山楂　三棱　莪术　牙皂　青皮　香附　神曲二斤

共为面，水泛小丸。

二一六号　诚修消滞丸

川朴六两　陈皮　枳壳　栀子　当归六两　藿香　元胡　川军　神曲　三棱三两　莪术六两　黄芩三两　熟军　麦芽　砂仁　枳壳六两　木香一两　香附六两　豆蔻一两五钱　沉香一两　甘草三两

共为面，水泛小丸。

二一七号　调中四消丸

黑白丑四斤另　灵脂　熟军二斤　皂角六两四钱

水小丸。

二一八号　神应百消丸

硇砂　阿魏　大黄　礞石　肉桂　木香　青皮　元胡　灵脂　茴香　山甲　蛤粉

乳香　没药　菖蒲　皂刺　牙皂　甘漆　大白片　陈皮　枳壳　三棱　莪术　丁香

良姜　甘遂　大戟　芫花二两五钱　雄黄　豆霜一两五钱　当归　吴萸二两五钱

水小丸。

二一九号　不泻内消丸

大白　陈皮　半夏　枳壳　卜子　香附　山楂　茅术　南星　灵脂半斤　甘草四两

水小丸。

二二〇号　古方和中丸

大白　枳实　半夏　陈皮　川朴一斤　甘草四两　白术一斤　木香四两　生军一斤

共为细面，水泛小丸。

二二一号　开结枳实丸

陈皮　川朴　山楂　麦芽六两　青皮　枳实　香附半斤　白大　栀子　川军四两　神曲六两　木香一两　甘草四两

共为细面，水泛小丸。

二二二号　加味朴黄丸

川柏　川连十两　青皮　枳实　川军　香附一两　木香一两　朴硝另　甘草一两　白芍四两

共为面，水泛小丸。

二二三号　消痞烂积膏

生军　熟军　黑丑　白丑　三棱　莪术　等分

共为面，水泛小丸，红曲衣。

二二四号　鸡鸣遇仙丹

黑丑　榔片　莪术　三棱　茵陈　白术一斤　干姜八两　牙皂

水泛小丸。

二二五号　阿魏丸

神曲　黄芩　桔梗　香附四两　莪术　三棱　半夏三两　熟军　红花　赤芍　木香一两　阿魏三两　甘草三两

共为面，水泛小丸。

二二六号　消瘿顺气丸

生地　贝母　海粉　海藻　昆布　海蜇　桔草半斤　海石四两

水泛小丸。

二二七号　顺气丸

生地　贝母　海藻　昆布　海粉　海石一两

共为面，水小丸。

二二八号　葛花解醒丸

党参一斤　砂仁　木香八两　白蔻四两　干姜十二两　青皮　陈皮一斤　葛花二斤　泽漆半斤　猪苓一斤　白术　茯苓　神曲半斤

共为细面，水泛小丸。

二二九号　万亿丸

巴豆霜一两　神曲三两

细面糊丸，黄豆大，朱衣，每付七粒。

二三〇号　华山碑记丸

榴皮　银花　三棱　灵脂　杏仁　大戟二两，炙　芫花炙　甘遂炙　葶苈　豆豉　大黄　牙皂炙　炮姜五钱

共为细面，水泛小丸。

二三一号　茴香橘核丸

茴香　栀核　橘核　乌药　海藻　昆布　海蜇　楝子　桃仁　川朴　木通　枳实　元胡　肉桂　木香　荜茇　等分

水小丸。

二三二号　阿魏代痞膏

大黄　千金子　生山甲　生三棱　甘遂　蓁艽　草蔻　正莪术　芫花　炙鳖甲　内金　卜子　白花叶子四两　大戟　槟榔一两五钱　胡连　芜荑　吴萸一两

用香油七斤熬至滴水成珠，加官粉二斤十两，成膏同摊时再兑阿咪一两，木香二两五钱，乳香五钱，丁香五钱，肉桂五钱，共面，每斤兑面五钱。

二三三号　四制楝实丸

芦芭　楝子二斤十四两　木香一斤十四两　橘核二斤半　巴戟一斤十四两　吴萸一斤十四两　青皮　茴香　柴胡　木通一斤十四两　川乌一斤

共面，水泛小丸。

二三四号　沉香消化丸

沉香　云苓　陈皮　甘草　南星半斤　枯矾二两　礞石四两　黄芩　神曲　枳实　薄荷　皂角六两

水小丸。

二三五号　加减分消丸

川朴四两　人参五钱　白术四两　姜黄一两　黄芩　川连五钱　枳实　半夏　知母　猪苓二两　砂仁　泽漆五钱

水小丸。

二三六号　开胸顺气丸

木香七斤半　香附十五斤　草蔻　莪术七斤半　槟榔十五斤　枳壳　青皮　神曲　陈皮　川朴七斤半　黑丑十五斤　甘草三斤十二两　白芍五斤

共为细面，水泛小丸。

二三七号　异授二龙膏

活甲鱼五个　鲜苋菜五钱　三棱　莪术四两

用香油十六斤，将前三味熬一许时，将马见熬枯去渣，滴水成珠加黄丹成膏，再兑细料列下：乳香五两，没药五两，冰片三钱，麝香二钱，每斤膏兑五钱。

二三八号　王府舒肝丸

砂仁　木香　槟榔　姜黄　柴胡　枳壳　紫朴　郁金一斤　落水沉半斤，另　广皮　青皮　香附二斤　山楂二斤半　甘草四两　蔻仁十二两，另

共为细面，蜜大丸，重三钱，蜡皮。

二三九号　单舒肝丸

姜黄　砂仁　木香　柴胡三两二钱　枳壳　川朴　郁金六两四钱　陈皮　青皮　香附十二两八钱　甘草　蔻仁一两六钱

共为细面，蜜大丸，重三两。

二四〇号　五味槟榔丸

味子三钱　槟榔半斤　蔻仁一两　丁香三钱　砂仁一两　广皮一两　干姜三钱　白矾三钱
食盐六钱　肉桂三钱　枣榔八两　黑白丑一两

共为粗面，江米糊为饼，重三钱。

二四一号　五香丸

生香附　炙香附一斤　生灵脂　炙灵脂半斤　黑丑　神曲四两

水泛小丸。

二四二号　万应山楂丸

生军　山楂　黑丑十五斤　黄芩　滑石十斤半

水泛小丸。

二四三号　大山楂丸

山楂一斤　神曲　麦芽半斤

加白糖三两，蜜大丸。

二四四号　截疟七宝丸

当归　川芎　白术　白芍　云苓　鳖甲　知母　京贝　草果　麦芽　黄芩　柴胡十二两　陈皮　青皮一斤半　白蔻　常山　川朴二斤　甘草半斤　肉桂四两　法夏十二两

用乌梅、黑丑一斤，熬水为小丸。

二四五号　神效疟散

白蔻　青皮　柴胡　川朴　常山　陈皮四两　草果　甘草二两　茅术四两

共为细面。

二四六号　蛊症散

木香　槟榔　黑丑　白丑　大戟炙　芫花炙　商陆炙　牙皂炙　木通炙　泽漆　甘遂炙　等分

每服三钱，白水送下。

眼目门

二四七号　明目上清丸

归尾十斤　川芎五斤　生地　黄芩七斤半　桔梗　防风十二两　川柏　荆芥　川羌（活）三斤十二两　泽漆　白芷　大黄五斤　甘草二斤半　草决七斤半

水泛小丸。

二四八号　紫金锭

拨云散四两　章丹二两　卤砂三钱　海螵蛸一钱　乳香五分　月石一两　麝香三分　没药五分　镜面砂一钱　冰片三钱

炼老蜜为锭，重三分。

二四九号　明目蒺藜丸

川芎　木贼　蒺藜　虫蜕二斤　薄荷　防风一斤四两　菊花　覆花　桔梗一斤四两　当归　白芍　川羌（活）　生地一斤　白芷一斤四两　黄芩十两　甘草六两　胆草　草决一斤

四两

共为细面，水泛小丸。

二五〇号　黄连羊肝丸

川连　川芎　木贼　枳壳　五味一两三钱　杏仁　人参　甘草　青双　青盐　川朴　知母　蒙花　寸冬　菊花　土鳖　山药　羚羊角　犀角　当归　杜仲　生地　天冬一斤十二两　全虫　防风　荆芥　荆子　云苓

附　录

一、《天顺堂府抄方》药名替换表

巴豆双	巴豆霜	别甲	鳖甲		
白凡	白矾	冰粧②		褚石	赭石
白妆①		草叩	草蔻	川羌	川羌活
百药尖	百草煎	菖卜	菖蒲	大不尺	
必卜	荜茇	虫苏	虫酥（蟾酥）	大活	独活③

① 查《中药大辞典》无白妆，这种情况下，往往是民间用通假字的原因，即以错别字代替，音同音近的字就使用，所以只能从训诂角度「因声求义」，为了证明「因声求义」之正确与错误，那么就把「白妆」的功效列出来，然后求其正确的字。与「妆」音近的有「白饧，白糖，白抓，白菖，冰粧」疑为白饴，白饧用米或杂粮加麦芽或谷芽熬成的一种糖。北魏·贾思勰《齐民要术·饧餔》：「煮白饧法：用白芽散蘖佳；其成饼者，则不中用。用不渝釜，渝则饧黑。」饧（餳），糖的古字。北魏·贾思勰《齐民要术·饧餔》：「煮饧餔法：用白牙散蘖佳：其成饼者，则不中用。」石声汉注：「『饧』即『糖、餹』字古代寫法。」

② 查《中药大辞典》无冰粧，粧，糖叠韵，故疑为「冰糖」。

③ 产于四川、陕西的白根独活，称谓「大活」，这是商品名，商品名与药用名存在着差异。

地风	钻地风	焦渣	焦楂	娄仁	蒌仁
豆粉		金牛草	爪子金	蒌黄	姜黄
豆双	巴豆霜	苣麦①		芦杷	芦芭
风仙花	凤仙花	柯子	诃子	马子	马钱子
故子	破故纸	力参②		牡力	牡蛎
海粉	海兔（红海粉）	连壳	连翘	木别	木鳖
黄金草	定草根	连召	连轺	南叶	石楠叶
吉力	蒺藜	练子	川楝子	闹阳花	闹羊花
焦查	焦楂	羚羊	羚羊角	年见	年见③

① 疑一为苣荬菜的简称，然苣荬菜，有二，一是牛舌草的别名；一是苣荬菜的正名。然牛舌草是南方地方药，可以排除。剩下的就是苣荬菜与瞿麦了，根据苣麦仅二字，故当为瞿麦。即苣为通假字。

② 疑一是『大力参』的简称；二是因丽、力二字双声叠韵，故怀疑为『丽参』，即高丽参的简称。

③ 苦，辛，温。归肝、肾经。祛风湿，壮筋骨，止痛，消肿。治风湿痹痛，肢节酸痛，筋骨痿软，胃痛，痈疽疮肿。（千年健）

牛夕	牛漆
祁蛇	蕲蛇
千金双	千金霜
青代	青黛
青绍	青翘
人言	砒霜
山茰	山萸
射香	麝香
生烟	鸦片
柿双	柿霜
双皮	桑皮
丝子	菟丝子

葶历	葶苈
土别	土鳖
兔子	菟丝子
吴芋	吴萸
莫芋	吴萸
西角	犀角
藓萎	鲜姜
香茹	香薷
血力花	血竭
益知	益智
英子	金樱子

玉金	郁金
月石	鹏砂
芸苓	云苓
柼香	檀香
泽夕	泽漆
泽泄	泽泻
蓁芁	蓁艽
枝子	栀子
知蛛	蜘蛛
只壳	枳壳
只实	枳实

二、肉码字对照表

（一）计量单位

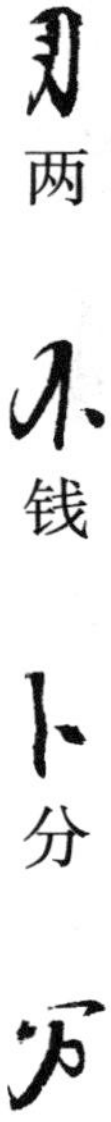

两　钱　分　厘

（二）肉码数字

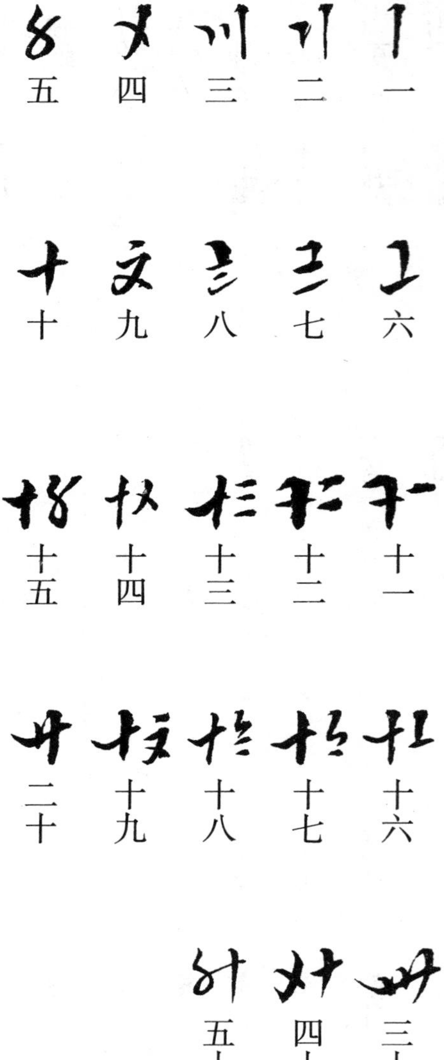

一　二　三　四　五

六　七　八　九　十

十一　十二　十三　十四　十五

十六　十七　十八　十九　二十

三十　四十　五十

三、度量衡对照

（一）古方中几种特殊计量单位

方寸匕　是依古尺正方一寸所制的量器，形状如刀匕。一方寸匕的容量，约等于现代的2.7毫升；其重量，金石药末约为2克，草木药末约为1克左右。

钱匕　用汉代的五铢钱币抄取药末以不落力度者称一钱匕，分量比一方寸匕稍小，合一方寸匕的十分之六七。半钱匕者，系用五铢钱的一半面积抄取药末，以不落为度，约为一钱匕的二分之一。钱五匕者，是指药末盖满五铢钱边的『五』字为度，约为一钱匕的四分之一。

刀圭　形状像刀头的圭角，端尖锐，中低洼。一刀圭约等于一方寸匕的十分之一。

字　古以铜钱抄取药末，钱面共有四字，将药末填去钱面一字之量，即称一字。

铢　古代衡制中的重量单位。汉以二十四株为一两，十六两为一斤。

（二）公制与市制计量单位的折算

①基本折算

1 公斤=2 市斤=1000 克

1 克=1000 毫克

②十六进位市制与公制的折算

1 斤=16 两=500 克

1 两=10 钱=31.25 克

1 钱=10 分=3.125 克

1 分=10 厘=0.3125 克=312.5 毫克

1 厘=10 毫=0.03125 克=31.25 毫克

1 毫=3.125 毫克

③十进位市制与公制的折算

1 斤=10 两=500 克

1两=10钱=50克

1钱=10分=5克

1分=10厘=0.5克=500毫克

1厘=10毫=0.05克=50毫克

1毫=5毫克

天呗堂倚

古今丸藥目錄

風痰門

十一 健步虎潛丸

十三 青州白丸子

十四 五加皮藥酒

十五 五癇再生丸

十六 虎骨藥酒

廿 金不換膏

廿三 諸葛卧龍丹

十二 虎骨木瓜丸

十四 醫癇無雙丸

十三 通關散

十六 八寶紅靈丹

廿 救膏砂

水金丹

廿四 神效追風盖

双解通圣散

大灵砂丹

除瘟救苦丹

普济通宣丸

五積散丸

碧云散

紫云散

(清风)百解发汗散

神效冲和丹

代天宣化丸

古方清宣丸

附子理中丸

冲和[illegible]

寸金丹

91 都梁丸

92 清瘟毒丸

93 通宣理肺丸

94 参苏理肺丸

95 古方手拈丸

96 異丹

97 时疫清瘟丸

暑湿门

98 藿香正氣丸

99 辰砂益元散

100 天水六一散

101 二妙散

冰霜梅苏丸
金衣祛暑丸
清暑益气丸
千里葫芦丸
周氏回春[生]丹

燥火门

通幽润燥丸

二妙丸
六合定中丸
参茸丸
痧气灵丹
活血润肠丸

三〣 九製大黃丸

三〥 鐵笛丸

三〨 黃連上清丸

三〩 四季三黃丸

三十〡 單黃連丸

三〢 當归龍薈丸

三〥 清咽利膈丸

三〤 清音丸

三〢 犀角上清丸

三〨 芎菊上清丸

三十 茶調丸

三〤 加味犀角丸

三〣 清胃黃連丸

三〢 扶陰降火丸

[illegible]神芎丸
[illegible]清火凉膈丸
[illegible]止红腸澼丸
[illegible]臟連丸
[illegible]至水金丹
[illegible]分清五淋丸
[illegible]神効凉膈散

[illegible]栀子金黄丸
[illegible]地榆槐角丸
[illegible]古方臟連丸
[illegible]麻仁滋脾丸
[illegible]梁会大津丹
[illegible]神效金砂散

痰飲门

〡百 除痰降火丸

〡〇〢 清肺抑火丸

〡〇〤 礞石滚痰丸

〡〇〦 硃衣滚痰丸

〡〇〨 法製川貝母

〡〡〇 導痰小胃丸

〡〇〡 竹瀝化痰丸

〡〇〣 清氣化痰丸

〥 號永滚痰丸

金化痰丸

〡〇〧 竹瀝滌痰丸

〡〡〡 古方二陳丸

〡〣 法製杏仁
〡〤 法製半夏
〡〡 滋陰寧嗽丸
〡〢 止血十灰散
〡〇 清金止嗽化痰丸
〡〣 神效百花膏
〡〤 寧嗽太平丸

〡〣 法製秋梨膏
〡〥 參貝陳皮
〡〢 止血四紅丹
〡〦 定喘固金丸
〡〡 二母寧嗽丸
〡〣 二冬膏
〡〥 寧嗽化痰丸

補益門

[illegible] 補中益氣丸

[illegible] 河車大造丸

[illegible] 大補陰丸

[illegible] 人參固本丸

[illegible] 七寶美髯丸

[illegible] 保元丸

[illegible] 補益蒺藜丸

[illegible] 滋陰百補丸

[illegible] 神仙既濟丸

[illegible] 真人還少丹

[illegible] 延齡固本丸

[illegible] 無比山藥丸

打老兒丸
五子衍宗丸
左歸丸
班龍丸
壬子丸
八珍丸
六味地黃丸

老奴丸
長春廣嗣丸
右歸丸
坎離丸
古方三腎丸
三一腎氣丸
八味地黃丸

附知柏地黄

附金匮肾气丸

附归芍地黄丸

附古庵心肾丸

附硃砂安神丸

附宁神定志丸

附滋补大力丸

〃桂地黄丸

附肉桂地黄丸

附都气丸

附天王补心丹

附柏子养心丹

附加味状元丹

附猪腰六合丸

附 益氣健中丸

附 十全煖臍膏

附 秘製全鹿丸

附 百補增力丸

附 鎖陽固精丸

附 十全大補丸

附 參茸益壽丹

附 封臍煖肚膏

附 了亢保真丸

附 九轉黃精丹

附 參茸衛生丸

附 扶文以補正丸

附 種育丸

脾胃门

大健脾丸

人参健脾丸

参苓白术散

二倍枳术丸

太和丸

竹沥枳术丸

人参归脾丸

理气健脾丸

参苓白术丸

云苓润肠丸

加味保和丸

香砂枳术丸

附橘半枳朮丸

附太蒼朮

附香砂養胃丸

附和中理月

附越鞠保和丸

附開胃健脾丸

附曲麥枳朮丸

附健脾平胃丸

越鞠丸

六鬱丸

附經驗健脾丸

附香砂平胃丸

瀉痢門

〡〇〡 止瀉胃苓丸

〡〇〤 瀉痢固腸丸

〡〇〥 一六神丸

氣滯門

〡〇〧 木香分氣丸

〡〇〩 九氣拈痛丸

〡〇〣 固菓白神丸

〡〇〨 香連丸

〡〇〧 木香順氣丸

〡〇〇 加味左金丸

鬱金丸

木香導滯丸

沉香滯化丸

調中四消丸

不瀉內消丸

開結枳實丸

消痞爛積丸

二交感丸

木香檳榔丸

誠修滯消丸

神應百消丸

古方和中丸

加味朴黃丸

鸡鳴遇仙丹

[illegible]阿魏丸
[illegible]順氣散
[illegible]萋憶丸
[illegible]茴香橘核丸
[illegible]四製保寅丸
[illegible]加減分消丸
[illegible]異授仁鶴丹

[illegible]消瘿順氣丸
[illegible]葛花解酲丸
[illegible]華山碑記丸
[illegible]阿魏化痞丸
[illegible]沉香消化丸
[illegible]開胸順氣丸
全口料王府舒肝丸

尊舒月

五仁丸

大山渣丸

神效瘡散

眼目門

明目上清丸

明目蒺藜丸

撥云退翳散

一味檳榔丸

萬應山渣丸

截瘧七寶丹

虫症散

紫金錠

黃連羊肝丸

琥珀還睛丸

石斛夜光丸

明目黄连丸

洗眼碧玉丸

杞菊地黄丸

明目磁砂丸

拨云散

洗眼蕤奈丸

洗眼灵光丸

口齿门

赴宴散

冰硼散

绿袍散

立止牙疼散

[illegible] 消娥散

[illegible] 红清散

[illegible] 牙疳散

[illegible] 石钟鸣

[illegible] 神效回生散

[illegible] 白清胃散

[illegible] 疳珍散

[illegible] 擦牙散

[illegible] 立止项疼散

妇科门

[illegible] 玄金丹

[illegible] 得生丹

秘製朮附丸

通經甘露丸

香归内补丸

胎產金丹

寧坤至宝丹

八珍益母丸

佛手商骨散

產後烏金丸

養血調經丸

附煖宫丸

八宝坤順丸

安坤贊育丸

下乳湧泉散

千金保胎丸

催生兔腦丸
神效產靈丹
孕婦金花丸
加味消遙丸
下瘧錠
婦科得生丹
人參益母丸

婦科回生丹
益仙救苦金丹
人參養榮丸
觀音救苦普濟丹
烏鷄白鳳丸
七製香附丸
勝金丹

〢〡〇〤 千金止滯丸

小兒門

〢〡〇〨 珠珀抱龍丸

〢〡〇〦 金衣抱龍丸

〢〡〇〧 一捻金

〢〡〡〢 小兒參橘丹

〢〡〢〢 五福化毒丹

〢〡〇〡 牛黃鎮驚丸

〢〡〇〣 小兒白玉餅

〢〡〇〇 七珍丹

〢〡〡〢 真色五花丸

〢〡〤〥 參蘇正味丸

〣〦〩 人参健脾丸
〣〦〢 蚵蚾散
〣〦〤 賽金化毒散
〣〦〡 化虫丸
〣〦〣 萬病回春丹
〣〦〩 保赤萬
〣〦〢 殺虫丸

〣〦〡 加味肥兒丸
〣〦〢 秘製混元丹
〣〦〇 金衣至寶錠
〣〦〡 灵寶如意丹
又 臍風散
分水神丹
〣〦〣 太極丸

清瘟導赤丹

普濟回春丹

解肌寧嗽丸

小兒鸡膜丸

至聖保元丹

外瘡門

梅花点舌丹

小兒魏阿丸

除痰清熱保幼化風丸

仙傳至寶丹

五疳丸

雄黃解毒丸

飛龍奪命丹

連壳敗毒丸

蟾酥錠

坎離錠

珍珠散

拔毒散

燙火藥

疥藥合掌丸

蟾酥丸

太乙紫金錠

離宮錠

如意金黃散

生肌散

黃金散

黃蛤散

癬瘡藥

白玉羔

百效羔

白玉羔

鉄箍散

九圣散

紅棉散

神效瘰癧丸

紫草羔

黄玉羔

鲫鱼白油羔

一筆鈎

痔瘺無双丸

天下烏鬚第一丸

三黄保腊丸

舒筋活血定痛散

利馬金

銀粉散

冰片散

鳳凰丸

雯修摩黄丸

退紅散

消瘰癧丸

下疳散

九龍膏

提毒散

陽和解凝膏

七厘散

桃花散

千捶膏　　妙應膏

諸毒圍藥　　黃水瘡藥

保安萬靈丹　　退虫散

清血搜毒丸　　大敗毒散

九分散　　癬藥方

風痰門

本號牛黃清心丸

山藥〤〥两　炙草〣两　蒲黃〣〥两　神曲　黃芩

黃芩　肉桂　膠珠　白芍　寸冬

白朮　柴胡　桔梗　杏仁〡〥两　云苓

川芎　白蘞　干姜〤〥不

共為細面

每料兑人參〡〥两　西角〡不　射香〡不　卜荷冰〣不

羚羊二分　硃砂一作丹　大黄一作丹　牛黄二分（不减半）　冰片二分

共为面，大枣二十个去核，軋在一处捣泥入

蜜为丸，重八分，满金衣，腊皮封固，均

作八百丸

贰號神效方

白花蛇　乌蛇　麻黄　细辛　赤芍

没药　附子　乳香　丁香　雄黄

天虫　龟板　乌药　青皮　薏仁
碎补　玄参　黄芩　白术两　全虫
葛根〡〥两　两头尖　川芎　甘草〢两　草叩
川羌活　元参　藿香〃　灵仙　白芷　川连
熟地　大黄〃　当归　木香〃〡两　血竭　生地
松节　虎胫骨〡两　首乌〣〥两　南叶〃　钩藤
防风　毛重〥〡十两
每料兑　珠砂〡两　人参〡两　冰片〡〥两

安息香一两
沉香一两 犀角五钱 射香五钱 千减半
共为细面老蜜为丸重八分 金衣腊皮

参琥蘇合香丸

木香 必下 云香 丁香二两 松香
乳香 诃子 白术二两 沉香四两 射香四钱
冰片一两 朱砂二两 蘇合香一两 犀角五钱
共为细面老蜜为丸重八分 金衣腊皮

四號回生再造丸

人参 元参 白朮 黄芪 熟地 云苓

首乌 當归 天麻 防風 羌活 葛根

白芷 必下 香附 姜黄 天虫 蔻仁

藿香 山甲 草节 桂心 大黄 川連

琥珀 炙草 去 龟板 乳香 没药

川芎 乌药 麻黄 碎补 青皮 细辛

附子 母丁香 沉香 辰砂 胆尼 竺黄

三七〡两 手〡对 祁蛇 安息香〡钱 松香 血竭

真寄生〢钱 灵仙 全虫〢钱 木香〡分 西角〥分 虎胫〡对

牛黄〥分 麝香〡分 冰片〡分 地龙肉〥分

共拾味 红十两

以上者俱生用如配时俱要洁净饮忔地

道药材不可炼鬼蛇灸

共为细面择二德之日净室

蜜大丸重一不满金衣腊皮封固

伍號　靈應愈風丹

川柏　麻黄　黄芩　川芎　川連

独活　細辛　熟地　牛夕　防風

天麻　全虫　人參　官桂　川羌

知母　杜仲　黄芪　柴胡　枳殼

卜荷　秦艽　白朮　防已　木瓜

菊花　蒼朮　法夏　當歸　甘草

共為細面，煉為丸重二钱五，硃砂為衣

陸號 透骨丹

人参三钱　凤仙花三钱　当归三钱　白芍三钱

丹皮三钱　剌皮二钱　加皮三钱　川芎二钱

羌活二钱　乌药三钱　首乌三钱　乳香三钱

没药三钱　黄芩三钱　熟軍二钱　青皮三钱

香附五钱　防風三钱　独活二钱　硃砂三钱

赤芍三錢 申姜三錢 白朮三錢 云苓五錢
元參三錢 蘇皮三錢 草叩三錢 白叩二錢
全虫二錢 紅花二錢 甘草二錢 藿香三錢
牛夕二錢 川軍二錢 細辛二錢 木香五錢
天虫三錢 秦艽二錢 天麻三錢 白芷三錢
生地五錢 麻黄三錢 虎骨三錢 沉香三錢
丁香二錢 官桂二錢 祁艾蛇三錢 菊花三錢
於十味 共為細面煉蜜為丸重三錢硃砂為衣

柒號　搜風順氣丸

熟軍十兩　大麻黄七兩　山藥　李仁

檳榔　独活　只殼八兩　車前五兩

牛夕二兩

共為細面蜜為小丸

捌號　祛風天麻丸

天麻　川牛夕　川芎　白芍　附子

川烏　當歸　熟地　羌活三兩

共為細面水泛小丸

玖號　神方才四十

人參三钱　灵仙二钱　川芎钱五　白芷二钱
防風二钱　木香、二钱　槐角三钱　苦參二钱
五味、钱五　麻黄、三钱　蒼朮三钱　双皮二钱
荆子三钱　每料兑射香、二分　冰片二分
共為細面蜜為丸重三钱　硃砂為衣

拾號 古方稀薟丸

稀薟草十两 防風三两 川乌五钱 归身 川芎

羌活 熟地五钱 白芍一两 共为细面 重三钱五分

拾壹號 健步虎潛丸

人参 黄芪 白朮 当归身

虎骨 川柏二两 锁阳 枸杞

龟板 沉香一两 故纸 杜仲18两

五味五钱 牛夕四钱 熟地三两

共為細面煉蜜為小丸

拾貳號　虎骨木瓜丸

當归四兩　白芍四兩　蒼朮二斤　熟地四斤半

川芎　川羌　防風　大活

寄生　木瓜斤半　牛夕十二兩　肉桂十二兩

虎骨四兩　共為細面煉蜜為丸

拾叁號　青州白丸子

半夏三兩　白附一斤　南星斤半　川烏四兩

共为细面水泛小丸骨石为衣

拾肆號　醫痢無雙丸

芥穗　生白矾

共为细面水泛小丸石黄为衣

拾伍號　五加皮药酒

加皮一两　当归三钱　秦艽三钱　松節五钱

木瓜一两　防風三钱　茄根三钱　川芎二钱

桂肉三钱　玉竹二两　玫瑰花三钱　廣皮二钱

梔子三木　丁香二木　砂仁二木　川芎三木
薑黃五木　紅花二木　生草五木　桂香二木
木香二木　用酒弍十斤冰糖二斤入酒內煮一柱香為度

拾陸號　通關散

牙皂〤錢細辛一錢共為細面每用兌　射香二厘　冰片二分

拾七號　五癇再生丸

白附子斤　法半夏四斤　南星〢斤　蜈蚣八十條
皂角四斤　天虫〢斤　烏蛇

共為細面水泛小丸硃砂為衣

拾捌號　八寶紅靈丹

礞石四兩　明雄三兩　月石一兩　血竭五兩 对色

生赭石五兩 对色　硃砂一兩　共為細面大瓶五下 小瓶二下五

每料兑射香八厘　冰片七兩　赤金二帖　武每兩兑朱蘇罗兩

拾玖號　虎骨藥酒

虎骨一兩　生杜仲　木瓜　防風　川羌

牛夕　枸杞　當歸　白芷　年見五兩

玉竹半斤　川芎三兩　防風三兩　桂枝　廣皮

寄生真五兩　砂仁　三兩黃兩　紅花五兩

共軋粗末入布口袋內浸泡用酒廿斤煮透去渣淨再

入白糖二斤　白蜜四兩　紅曲二兩　對色再加馮了性藥酒

半斤　如成裝時用玻璃瓶成酒再入罐錫桶內用錫末

穩柱用商標糊住　每大瓶廿兩　小瓶十兩

貳拾號

散　雅砂　即錫渣子用火煉好

每帶筒裝拾兩　藥面利后

官桂　防風　紅花　木瓜　歸尾三兩

共為细面每帘筒加此面二分另包

贰拾壹號神仙金不换膏

当归　川芎　白芷　灵仙

桂枝　川乌　山甲　独活

年見　木瓜　牛夕　川断

天麻　仙茅　地風　麻黄、18刃

用麻油十斤姑枯去渣將油熬至滴水成珠為

度兑章丹成膏又有细料下血竭輕粉

龍骨　乳香　沒藥　海硝　石脂　一两

冰片五分　麝香一分　共為細面每料兑面四分

貳拾二號　凉水金丹

天麻　干姜　麻黄　绿豆粉

生軍　硃砂　雄黄　甘草　八两

細辛二两　共為細面蜜為丸重二分金衣

貳拾叁號　諸葛卧龍丹

灯心炭四两　牙皂两　細辛五分　不食草五分

贰拾肆號 蘭陽石 蟾酥〡〨不 每兩裝二分

共為細面每兩見牛黃〡分 冰片三卜

神效追風膏

當歸五不 川烏 草烏〢〨不 地龍肉

沒藥三不 木瓜 天麻 虎骨

白附子五不 川斷 木香三不 牛夕

杜仲 麻黃 大活 人參五不

紅花 烏蛇二不 全虫二不

射香二分 牛黃六分 冰片一分 硃砂五分
蜜為丸重一分五厘腊皮

貳伍號 仙傳毓麟丸

生地 熟地 川斷 絲子
牛夕 黃精 附子 遠志
蛇床 大芸 紫梢花 寸冬
虎骨 丹
用香油十斤熬至滴水成珠再加黃丹
丹成並下細料列下 龍骨六分 木香五分 起石八分

石脂六下 乳香乂下 没药三下 丁香乂下 虫酥三下
海马五下 料 鹿茸五下 桂肉 ㄴㄴ 五下 硫黄五下 射香下
冰片三下 每斤兑面五下

贰陆號 狗皮羔 照羔方
贰柒號 请经羔 照羔方
贰捌號 萬應錠
古墨斤 兒茶四两 胡連三两 川連三两
熊胆附下 冰片下 猺七衣时每斤再加射香二下 冰片下

共為細面先將墨又用牛乳一斤蒸開將藥全再一處拈為小錠每斤用赤金廿帖為衣

貳玖號　安宮牛黃丸

黃芩　明雄黃　梔子兩　珍珠五錢
射香　冰片二錢五分　珠砂　川連　西角　玉金　牛黃兩
共為細面老蜜為丸重一錢滿金衣蠟皮

叁拾號　人馬平安散

硃砂八兩　明雄兩　月石五錢　火消四錢
射香五分　冰片二錢　赤金一百帖

叁壹號 白平安散

圓粉 茅苓粉 石羔 滑石五下

冰片三下 下樣冰下 共為細面大瓶の下小瓶五下

叁貳號 十香返魂丹

射香 牛黃 安息香一下 冰片五下

沉香 丁香 木香 檀香

降香 乳香 藿香 天麻

柯子 硃砂 玉金 蓮心

叁

薏仁　磁石　香附　礞石

茯苓　琥珀　天虫　甘草四钱

共为细面老蜜为丸重钱場金衣腊皮

叁叁號　神效药酒丸

陈皮　当归　加皮　砂仁　官桂一两

草蔻一两　木香二钱　槟榔六钱　生栀一两

共为细面蜜大丸重三钱

叁肆號　五味　浚朴
当归　茜草　陈皮　丹参　木瓜
三柰　甘草　甘松　白芷　紫鄉
红花　桂々　丁々　砂仁
共為细面

傷寒門 附瘟疫門

叁伍號 防風通聖散

防風 川芎 當归 白芍 大黃、

薄荷 麻黃、連翹、皮硝 各十二兩 石羔 一

黃芩 桔梗 拾兩 白朮 滑石 五斤 拾兩 甘草 三斤十三兩

梔子 〤斤十二兩 共為細面水泛小丸滑石為衣

叁陸號 雙解通聖丸

陳皮 香附 只壳 前胡 乾葛

川芎 蒼朮 白芷 川羌 薄荷

防風六兩 烏藥 麻仁 甘草四兩

共為面水泛小丸

叁柒號 雙解通聖散

荊穗 防風 連翹 白朮 桔梗二斤

生梔 黃芩 川芎 當歸 石羔

赤芍 薄荷 甘草十二兩 麻黃二斤 滑石斤

共為細面

叁捌號　消風百解發汗散

干姜 刃　麻黄 四刃　甘葛 二刃　川芎 三刃

天麻　豆粉 一刃　青茶 五分

共為細面

叁玖號　大靈砂丹

党参　酒芩　当归　虫衣　紫蘇叶

白朮　熟地　赤芍　荆芥　細辛

川芎　砂仁一兩　青蒿　卜荷　菊花
生梔　甘草五兩　大活　川羌　石羔一
升麻　滑石一兩　寒水石一斤半
共為細面蜜大丸重三錢　硃衣

肆拾號　神效冲和丹

防風　細辛　甘草五兩　川芎
白芷　生地　川羌二兩　蒼朮兩
共為細面蜜為丸重二錢五分　硃衣

肆壹號　除瘟救苦丹

硃砂　雄黃　茶葉　綠豆　干姜

麻黃　甘草四兩

共為細面蜜大丸重二錢五分

肆貳號　代天宣化丸

人中黃　川柏　黃芩　生梔

川連四兩　青黛　芥穗

共為細面水泛小丸硃衣

肆叁號　普濟通宣丸

人中白　防風　荊穗　川羌
甘葛　連殼四兩　白芷　柴胡
黃芩　桔梗　青葉　花粉
元參　赤芍　卜荷　熟軍二兩
共為細面兒東如水泛小丸

肆四號　古方清眩丸

川芎　細辛　荊穗　白芷

卜荷　石羔　藁本　元参
甘草　菊花　芥子　天麻等卜
共為细面蜜大丸重二两五卜

肆伍號　五積散丸

巳壳　川朴　桔梗　当归
干姜　白芍　茯苓各两　白芷
川芎　半夏　官桂　甘草二两五
蒼朮　廣皮　麻黄四两
東二承陸少丸

肆陸號　附子理中丸

人參三斤　白朮九斤　干姜九斤　附子一斤

炙草三斤　共為細面蜜大丸重三錢

肆柒號　碧雲散

薄荷三兩　青黛一兩　細辛五錢　川芎兩

不食草兩　冰片二錢　共為細面

肆捌號　冲和膏

白芷　大活　菖蒲　荊芥

赤芍 等分 共為细面

肆玖號 紫雪散

生石羔 滑石 寒水石 磁石

此四味熬水收取將石熬至干枯成末為度用此水再熬

升麻斤 丁香一兩 甘草半斤 西角

羚羊 沉香一五兩 元參斤 木香一五錢

將八味熬數十日濃去渣曬干再加硝石 朴硝二斤

每料兑麝香一五厘 赤金一張 硃砂二錢 冰片二下

伍拾號　寸金丹

藿香　烏梅　赤芍　白芷

川朴　防風　前胡　川芎

卜荷　蘇叶　陈皮　蒼术

半夏　羌活　麻黄　葛根

草菓　只壳　神曲　甘草

木香　砂仁　白叩四两

共為細面蜜大丸重二錢五蠟衣

伍壹號 都梁丸

白芷 二斤 共爲細面用酒拌晒七次蜜大丸重二不

伍貳號 清瘟解毒丸

柴胡 斤半 干葛 白芷 川芎

川羌 桔梗 連壳 花粉

黄芩 元參 竹叶 赤芍

甘草 共爲細面蜜大丸重三不

伍叁號 通宣理肺丸

人參 前胡 半夏 葛根

雲苓七斤五兩 木香一斤四兩 蘇叶十斤五兩 桔梗

只殼七斤五兩 甘草三斤十二兩 陈皮七斤五兩 麻黄二斤十二兩

共為細面 蜜大丸重三不

伍四號 參蘇理肺丸

人參 蘇叶 前胡 陈皮

只殼 云苓 葛根 桔梗十二兩

半夏 半斤　白术 四两　甘草 四两

共为细面水泛小丸

伍五號　手拈丸古方

干姜　只实　只壳　青皮

乌药　苏叶　元胡　白术

陈皮　川朴　云苓　香附

吴芋　藿香　草叩　肉桂

共为细面姜叶水泛小丸

伍陸號 巽丹

蒼朮三錢 松香 白芷三錢 硃砂二分
荊芥二錢 紅曲二錢 砂仁二錢 藿香三錢
薄荷分 木瓜三錢 丁香二錢 母丁香二錢
銀硃三分 血竭三錢 麝香二厘 冰片五厘
薄荷冰五厘 共為細面 每粗料面兌
薄荷冰三厘 冰片一錢 乳香三錢 硃砂一錢 每合
毛重二分五 花露水 甘油 血力花 討月辰二錢

伍柒號 時疫清瘟丸

藿香三錢　陳皮四錢　川朴三錢　蒼朮一兩

白芷五錢　腹皮四錢　蘇叶三錢　赤苓一兩

夏曲三錢　桔梗八錢　甘草四錢　柴胡四錢

連殼四錢　川芎三錢　艮花三錢　花粉五錢

黄芩四錢　赤芍一兩　元參四錢　葛根三錢

菊花一兩　川連四錢　西角錢　羚羊三錢

冰片二錢

共為细面蜜大丸重二钱五金衣腊皮

伍捌號

暑湿门

藿香正氣丸

藿香　川朴　陈皮　蘇叶

腹皮　白芷　法夏　桔梗

赤芍　白术　雲苓　川羌

卜荷　川芎　元参　花粉

梔子　連殼　只殼　木通

甘草四斤　共為细面蜜丸重三钱硃衣

每斤原料加冰片〇一钱　卜荷冰三钱　松香八两一钱　丁香五分

蜜丸重二钱　硃衣蜡皮　即加料正气丸

伍玖号　辰砂益元散

滑石斤　甘草四两　硃砂　共为细面

陆拾号　天水六一散

滑石六两　甘草一两　共为细面

陆壹号　二妙散

苍术　川柏　斤半　共为细面

陸貳號　冰霜梅蘇丸

花粉　蘇叶十両　柿双二両　烏梅肉五両

卜荷二両　葛根両

共為細面冰糖渣起每奶黄豆大再加白糖為衣

陸叁號　二妙丸

茅朮　川柏半斤　牛夕三両　丹皮両

祁艾二両　木瓜五両　澤泄両　云苓二両

甘草五両　共為細面水泛小丸

陸伍號　金衣祛暑丸

藿香三両　木瓜十二両五錢　紫蘇叶四両　丁香二両五錢

香茹〣〥両　玄参〢〥両　桔梗〤〥両　甘草〣〥両

共為細面蜜大丸重一錢五分金衣泥包

陸伍號　二合定中丸

蘇叶　藿香　竹茹　只殼

木瓜　赤芍　桔梗　川朴一斤

甘草　木香　扁豆　丁香一両重

三分

每料兌梅片二三錢 冰片二錢 卜荷冰錢

蜜大丸重二錢 硃衣 臘皮 加料定中丸

陸陸號 清暑益氣丸

人參 口芪 蒼朮 神曲

川柏 寸冬 白朮 陳皮

當歸 炙草 澤夕 葛根

五味 青皮四兩 升麻五兩

共為面 蜜大丸重三錢

陸柒號　香薷丸

香薷　藿香　川朴　云苓

木瓜　蘇叶各二两　丁香　檀香各一两

炙草各二两　共為面　蜜大丸　重二钱五分

陸捌號　千里水葫蘆丸

人参　午时茶　乌梅　葛根

青菓　柯子四两　百药尖　月石

甘草　花粉各二两　共為面　白糖五斤　水泛小丸

陸玖號　痧氣靈丹　附時疫症丸

蒼朮 兩五　丁香 三錢　天麻 兩八錢　麻黃 兩八錢

大黃 三兩　甘草 兩二錢　雄黃 兩八錢　蟾酥 四錢五分

麝香 三錢　硃砂 兩八錢　冰片 二錢

共為細末泛小丸[illegible]再衣此方細料加倍即時疫丸

柒拾號　周氏回生丹

麝香 三錢　沉香 三錢　倍子 二兩　雄黃 三錢

木香 三錢　甘草 二錢　冰片 二錢　硃砂 一錢

千金段两　无慈苏两五分　槟榔二分　大戟两五分

丁香三分　神曲二两

共為沺神曲糊丸如赤豆大辰砂衣散封九粒

燥火门

柒壹號　通幽润燥丸

熟地　熟軍　大芸　当归

松仁　李仁　麻仁　柏子仁

共為面蜜小丸

柒貳號　活血润腸丸

当归　杏仁　生地　只壳

麻仁半斤　共為面蜜小丸

柒叁號 九製大黃丸

熟軍斤 用黃酒九蒸九晒共細面蜜小丸

柒四號 清音丸

人參 烏梅 月石 明粉

兒茶 桔梗 青黛四兩 寒水石

石羔半斤 甘草四兩 蜜大丸重一不

柒伍號 鉄笛丸

烏梅 月石 明粉 卜荷

寸冬　柿蒂　射干　桔梗
甘草　柯子　儿茶　百药煎
元参　共为面蜜大丸重一钱
染陆饶　西角上清丸
川连　西角　苦参　黄柏
花粉　生地　防风　荆芥
牛子　石羔　桔梗　当归
连召　赤芍　黄芩　卜荷

甘草　菊花　川芎　元参

生栀　共为细面水泛小丸青黛为衣

柒大號　黄連上清丸

大黄　黄芩　赤芍〹〨斤　栀子

当归　連召　川芎　薄荷

荆芥〸〤斤　菊花　花粉〸〤斤　桔梗〸〨斤

元参　川連　甘草〨〨两

共为细面水泛小丸姜黄为衣

柒捌號　芎菊上清丸

川芎　黃連　桔梗　防風

荊芥　花粉拾斤　細辛　元參拾斤

甘草　當歸　薄荷　梔子

枳殼伍斤　黃芩叁斤　熟軍　青君

荊子伍斤　菊花陸斤　廣皮肆斤　水小丸

柒玖號　四季三黃丸

大黃　黃芩　梔子二斤　黃連二斤另上

共为面水小丸

捌拾號 茶调散

荆穗 菊花 川芎 羌活

白芷 防风二两 细辛两 蝉衣

天虫五钱 卜荷两 甘草五钱 共为细面

捌壹號 当归龙荟丸

当归 卜荷 栀子 川柏

黄连 黄芩二斤 芦荟作末 射香两五钱

熟軍 青黛斤半七兩 水小丸青黛衣

捌貳號 清胃黃連丸

陳皮 川朴 黃芩 香附

枝子 神曲八斤 法夏 只殼一八斤

山查五斤 川連四斤 甘草二斤 蒼朮五斤

砂仁二斤 木香八斤 水泛小丸

捌叁號 單黃連丸

川連 大黃 枝子 滑石半斤 水丸

捌肆號　加味西角丸

廣角　連召　荊芥　桔梗

生地　防風　牛子　梔子二两

赤芍　花粉　黃芩　元參

川柏　川連　當歸　卜荷两

甘草二两　水泛小丸青代為衣

捌伍號　清咽利腸丸

桔梗　元參　花粉　大黃

連召　牛子　黄苓　射干
豆根　白芷　銀花四斤　甘草
川連　卜荷　石羔　防風
天虫　寸冬　生地　梔子二斤水丸

捌陸號　扶陰降火丸

当归　生地　白芍　知母
川黄四兩　天冬　白朮　黄苓二兩
陈皮　甘草兩　水泛小丸

捌七號　神芎丸

川軍　川芎　黃芩　黃柏

生枳　黑丑　滑石　半斤　水泛少丸

捌八號　枝子金花丸

大黃　黃連　黃芩　川柏

枝子　生地二兩半　水泛少丸

捌玖號　清火燥腸散

生軍　枝子　連召　石羔

防風 桔梗 卜荷 黃連
川柏 花粉 元參 生地
赤芍 銀花 甘草 等分
共為細面

玖拾號 地榆槐角丸

槐角 生地 黃芪 當归四斤
川芎 阿膠 白芷斤 川連
黃芩 只殼 秦艽 防風

連召　地榆　生麻　蜜小丸

玖壹號　止紅腸澼丸

槐花　陈皮　椿皮　条芩

連召　荆穗　茅术　阿膠

姜炭　側柏炭　川朴　当归

生地　生地榆十二两　升麻　棕炭半斤

甘草五两　蜜小丸

玖貳號　古方臟連丸

玖叁號 臟連丸

生地 山萸 山药 川連

雲苓 丹皮 酒芩 川柏

槐角十五两 当归 知母 人参

泽夕 牙皂 花粉十两 蜜小丸

当归 生地 川芎 槐角

白芍 赤芍 川連 槐尖四两

山甲二两 共為粗末装入猪大腸内蒸熟切片晒干细面 蜜小丸

玖四號 麻仁滋脾丸

白芍六斤 川朴十斤 只實二斤 大黃十三斤

麻仁十二两另兑 棗仁十二两另兑 蜜小丸

玖伍號 壬水金丹

大黃六斤 鉛六斤代成年 一層鋪藥一層鋪嫩柳芽三斤

第一層柳芽一層蒸晒各七次再用普洱茶三斤蒸晒各七次再用黑豆三升蒸晒各七次去豆不去葉用旺蒸三個时辰為度晒干軋細面江米為丸每丸晒干落二卜備金衣以配和时務至清明節前方好若清明節後配和者則不佳只吳慎之慎之館做时每斤兑羚羊西角各二不

玖六號　梁會大津丹

黃芩乙庚辛　黃柏丁壬木　生枝丙辛水　川連戊癸火大

甘草甲乙土各一兩

共為細面蜜大丸重二錢五分雄黃硃砂衣黃帝色

玖七號　八分清五淋丸

海金砂　瞿麥　萹竹　車前

大黃　甘草　滑石　木通

豬苓　澤夕　赤芍四兩末　水泛小丸

玖八號　神效金砂散

当归　大黄　牛夕　木鱼

雄黄　海金砂　等分共為細面

玖九號　清火涼腸丸

川連　防風　黄芩　桔梗

下桔　連召　梔子　升麻

白芍　元參　葛根　甘草

荆芥　熟軍二两　川柏　花粉

生地　白芷十二两　石羔斤二两

共为细面水泛小丸

痰飲门

壹旧流　除痰降火丸

半夏　南星　防風十二月　白附子半斤

前胡　桔梗　花粉　黄芩

只实　知母　神曲　熟軍

双皮十二月　甘草四月　水泛小丸

壹○壹流　竹瀝化痰丸

陈皮　法夏　芸苓　白术

熟軍　黃芩一斤十兩　甘草十六斤　礞石十兩

沉香八兩　水泛小丸

壹○貳號　清肺抑火丸

法夏　陳皮　桔梗　赤芍二斤

只殼　蔞仁　川連　黃芩

枝子　京貝　蘇子　双皮

杏仁　皮硝三斤　木香十二兩　海石一六斤

甘草一斤　熟軍六斤　水泛小丸

壹○叁號　清氣化痰丸

南星　半夏　神曲　麦芽一斤

陳皮　只殼　白朮　芸苓

蘇子　卜荷　蔞仁　香附

山查　白叩　青皮　葛根

川連半斤　酒芩十二兩　海石十二兩　水泛小丸　青代為衣

壹○四號　①礞石滾痰丸

熟軍　酒芩十三斤半　沉香十二兩　水泛小丸礞石為衣

壹〇伍號　沉香滚痰丸

沉香八两　木香　白附子　南星一斤

法夏斤半　只实　槟榔　橘红

陈皮　赤芍　熟军二斤　甘草半斤

黄芩一斤　水泛小丸

壹〇六號　硃衣滚痰丸

硃砂两　黄芩　熟军十两　西角两另末

沉香两　射香二分五厘　只实　法夏四两

橘红一两　水泛小丸硃砂衣

壹〇七號　千金化痰丸

当归　只实　花粉　白朮

陈皮　芸苓　知母　黄芩

甘草　熟軍　法夏　海石

胆星　天麻　芥子　桔梗 半斤

共为细面水泛小丸

壹0八號　法製貝母

川貝母斤　卜荷二兩　甘草兩　信子十个　廣皮五錢

熬水浸貝母黑色為度

壹0九號　竹瀝滌痰丸

法夏　南星　只殼　芸苓

陳皮　菖卜　竹茹二兩　人參五錢

甘草兩　為細面水泛小丸

壹旧拾號　導痰小胃丸

芫花　大戟　甘遂醋炙五兩　熟軍兩

川柏 二两 水泛小丸

壹〻壹號 古方二陈丸

陈皮 法夏 芸苓 半斤 甘草 四两

共為细面水泛小丸

壹〻贰號 法製杏仁

甜杏仁 五斤

泡去皮苦味用五倍子黑豆 半斤 同杏仁用銅

鍋煮一柱香為度取去物不再用五倍子川貝母 五錢 大黄 一二錢

甘草 两 卜荷 两 寸冬 两 烏梅 两 当归 二两 花椒 二錢 肉桂 五錢 陈皮 五錢

月石三錢 蘇子三錢 青鹽四兩 共煮汁去渣浸杏仁黑色為度

妻之叁號 法製梨膏

秋梨五十個 藕節斤 鮮薑四兩 水熬汁四兩
再兑蜜十二兩 加蜜收膏

妻之四號 法製半夏

大生夏個十斤 甘草十二兩 下薄荷廿兩 水泡夏個三四次
再用姜水泡七天 白水泡七天 朴硝茅朮各泡七天七黄色 晒干

壽之伍號　參貝陳皮

廣皮斤浸去苦味用人參　月石　貝母三兩　白糖兩　青鹽五兩

蘇叶五兩　甘草五兩　熬水將陳皮浸透蒸曬黑色為度

壽之六號　滋陰寧嗽丸

当归　黃芩　白朮　天冬

白芍　生地　熟地　知母

貝母　元參　桔梗　川柏

甘草半斤　蜜大丸重二兩五錢

壹二七號　止血四紅丸

當归　蒲黄　大黄　槐角

阿膠　蜜大丸重三小

壹二八號　止血十炭[灰]散

卜荷炭[灰]　大薊炭　側柏炭　茅根炭

茜草炭　棕皮炭　山梔炭　丹皮炭

大黄炭　等卜共细面

壹丸瓶　定喘固金丹

生石羔　麻黄　杏仁　廣皮

米壳　甘草斤　五味　砂仁半斤

共為細面蜜大丸重三不　每斤兑灰三不

壹貳拾瓶　清金止嗽化痰丸

芸苓　半夏　桔梗　葛根

前胡　蘇子　陈皮　貝母

杏仁　只实斤半　人参　木香二两

共為細面水泛小丸

壹貳壹號 二母寧嗽丸

石羔 亭貝 知母 四兩 四兩 枝子

黃芩 一六斤 双皮 赤苓 薏仁

陳皮 五斤 口、漢 三斤末 甘草十斤 味子 十二兩

共為細面蜜大丸重三不

壹貳〻號 神效百花羔

百合 冬花 四兩 五味 一兩 丹皮

寸冬　前胡　桔梗　紫菀

花粉　陈皮四钱　元参　沙参

杏仁　川贝　柿双　乌梅钱

共为细面蜜大丸重二小五下

壹弍叁號：二冬膏

寸冬斤　天冬四钱　二味熬水加蜜成至再加

贝母面二钱　每汁四钱　兑蜜十二钱

表式四號　寧嗽化痰丸

川貝　冬花十月　双皮二斤半　阿膠

杏仁　五味十月　天冬　寸冬

法夏十月丢木　甘草三月　蜜大丸重三下

表式伍號　寧嗽太平丸

天冬　寸冬　知母　杏仁

葛根　双皮　川貝斤　百部

川連　阿膠　卜荷　桔梗

当归十二月　蒲黄二月　京墨四月　蜜大丸重三下

補益门

叁貳六號 補中益氣丸

人參 黄芪四斤十二兩 炙草六斤九兩 陳皮二斤三兩

当归 白朮 升麻 柴胡十五兩

共為细面水泛小丸

叁貳七號 補益蒺藜丸

当归 杜仲 枸杞 木瓜

神曲四兩 牛夕三兩 口芪二兩 寸冬二兩

山查四两 口只实两 蒺藜二两 下荷两
共为细面
蜜为丸重三小

壹贰八號 河車大造丸

人参 口芪 熟地 紫河車一具
芸苓 川断 枸杞 山萸
天冬四两 枣仁 杜仲二两 五味两
肉桂二两 牛夕两 寸冬 山药二两

炙草两　共為細面蜜小丸

壹貳九　虚　滋陰百補丸

熟地三斤　缩子　大芸　人参十两

知母　五味　黄柏　甘草五两

口芪　杞子　龟板斤　蜀天冬

山萸十二两　共為細面蜜小丸

壹叁拾　虚　大補陰丸

熟地　龟板　知母　川柏半斤

共為細面蜜小丸

壽參壺濃　神仙既濟丸

人參　當歸　山藥　山萸四錢

枸杞五錢　熟地四錢　寸冬二錢　柏子仁錢

茯苓四錢　金英子錢五分　菟絲子五分　五味五分

牛夕二錢　大芸四錢　甘草錢五分　龍骨錢

共為細面蜜小丸

第叁貳號 人参固本丸

人参半斤 五味二兩 生地四兩 二冬六兩

口芪半斤 共為細面蜜小丸

第叁叁號 真人还少丹

熟地半斤 山药二兩 芸苓四兩 枸杞二兩

志远兩五錢 巴戟二兩 茴香一兩 杜仲二兩

大芸兩五錢 五味五錢 牛夕兩五錢 菖蒲兩

楮實子兩 故子二兩 蜜小丸

婁參四號　七寶美髯丹

首烏半斤　芸苓　故子　當歸

牛夕　杞子　兎絲子四兩　蜜小丸

婁參伍號　延齡固本丸

人參二兩　寸冬　丹皮　杜仲

山葯　熟地四兩　蓮鬚　志遠三兩

白朮　當歸　杞子　山萸

芸苓　口芪四兩　故子　棗仁二兩　蜜小丸

麦参陆疏　保元丸

炙芪　人参（半斤）　沙苑　盆子

山药　山萸　龙骨　枣仁

芸苓　磁石　牡蛎　兔子

莲须　甘草　胃　蜜小丸

麦参七疏　无比山药丸

熟地　山药　兔子　大芸

附子　牛夕　山萸　芸苓

壹叁八號　打老兒丸

五味　柏子　巴戟　姜炭

澤夕　白朮　杜仲二兩　蜜小丸

熟地斤　山萸　山藥　枸杞

巴戟　川斷　菖蒲　牛夕

杜仲　大芸　味子　志遠

小茴香、半斤　褚石　十二兩　蜜小丸

壹叁九號 老奴丸

積花 蛇床 馬蔺 大芸

大茴香一兩 故子三兩 羊藿二兩 韭子二兩

桑硝兩 杞子二兩 山萸四兩 灯心炭四分

巴戟三分 澄茄二兩 英子二兩 遠志三兩

附子兩 知蛛十四个 絲子四兩 熟地半斤

母丁香三分 澤瀉二兩 木通二兩 馬蔺子二兩

芸苓四兩 鹿茸五分 全虫兩 木香二分

沉香一二小　蜜小丸

壹肆拾號　五子衍宗丸

熟地　山萸　山药　罗　陈皮

芸苓　泽夕　杞子　兔丝子

覆盆　楮石　故纸　罗　味子五小

共為細面蜜小丸

壹肆壹號　長春廣嗣丸

熟地　山药　芸苓　山萸

故子　大芸　巴戟　鹿角膠
杜仲　杞子　兔糸、　金英
芦巴　楮实　韭子　大茴
附子　沉禾、　全虫　肉桂
川柏　青盐　龍骨、　澄茄
韮子　味子　泽泄　还少丸
壹肆贰號　左归丸
熟地半斤　山萸　山药四两　杞子二两

系子三两 鹿胶 龟板四两 牛膝二两

共为细面蜜小丸

書肆叁號 右归丸

熟地 山药 山萸四两 系子

杜仲三两 杞子二两 当归 鹿胶

附子 肉桂二两 蜜小丸

書肆之號 斑龍丸

鹿胶 山药 山萸 天冬、

麦冬 牛夕 菖蒲 知母
杜仲 龟板 故纸三钱 黄柏
志远 丹皮二钱 牡力钱 杞子二钱 蜜小丸

壹肆伍號 坎離丸

当归四钱 川芎 白芍三钱 熟地四钱
知母 黄柏二钱 山药 泽夕
丹皮 山萸四钱 龍骨二钱 蜜小丸

壹肆六號　壬子丸

熟地四兩　山藥　山萸　芸苓

生地三兩　茯神二兩　天冬　寸冬二兩

口芪　棗仁　丹參參　當歸兩五錢

硃砂五錢　蜜為丸

壹肆七號　古方三腎丸

熟地半斤　山萸　山藥　丹皮

澤夕　芸苓三兩　大茴　小茴

枸杞两 杜仲 益知二两 川断两五钱
炙草八钱 狗脊 鹿脊 猪脊
广皮 青盐 砂仁两五钱 蜜丸

壹肆八號 八珍丸
力参三两 芸苓 白术 当归
白芍四两 熟地半斤 川芎三钱 甘草两五钱
共为细面蜜丸

壹肆玖號　三一腎氣丸

生地　熟地　山萸　山藥四兩

龜板　枸杞　牛夕　麥冬

天冬　知母　黃柏兩　丹皮

茯苓　澤泄三兩　鎖陽　人參兩

共為細面蜜小丸

壹伍拾號　六味地黃丸

熟地半斤　山萸　山藥四兩　丹皮

茯苓 澤泄二两 蜜小丸

壹伍壹號 麦味地黄丸照原方加五味两 麦冬二两 蜜小丸

壹伍貳號 知柏地黄丸照原方加黄柏知母两 蜜小丸

壹伍叁號 桂附地黄丸加附五两 肉桂二两 蜜小丸

壹伍四號 金櫃腎氣丸加附子肉桂 車前牛夕 各一两 蜜小丸

壹伍五號 肉桂地黄丸加肉桂一两 蜜小丸

壹伍六號 归芍地黄丸加当归白芍四两 蜜小丸

壹伍七號 都氣丸照前方加五味一两 蜜小丸

壹佰八號　古菴心腎丸

熟地　山萸　生地四兩

丹皮　茯苓　澤夕　枸杞三兩

龜板　牛夕　當归兩　鹿茸五錢

川連　炙草兩　蜜小丸

壹佰玖號　天王補心丹

當归斤四兩　生地十五兩斤　石菖三斤十二兩　人參斤十四兩

川連十二兩　五味　天冬　麥冬

柏子仁　棗仁　元參　茯神

丹皮　桔梗斤四兩　遠志斤四兩　蜜小丸硃衣

壹陸拾號　硃砂安神丸

生地　白芍　当归　茯神

麦冬　陳皮　川貝三斤　遠志

川芎三斤四兩　棗仁　川連　炙草八兩

共為細面蜜小丸硃砂衣

壹陸壹號　柏子養心丸

茯神　茯苓　当归　生地四斤

炙芪　志远三斤四两　川芎　柏子仁

枣仁二斤十二两　姜夏曲二斤八两　人参二斤　炙草一斤三两

五味斤　蜜小丸硃衣

壹陆贰号　宁神定志丸

当归　生地　白芍　川芎四两

菖卜　人参　远志五钱　蜜丸重三钱硃衣

壹陆叁号　加味状元丸

熟地　白术　当归　黄芪四两

茯神　枣仁　茯苓三钱　远志钱

元肉三钱　生地　柏子仁　天冬

麦冬　莲子　丹皮二钱　琥珀五分

灯心二分　桔梗　菖卜　甘草钱

五味三分　人参五分　蜜丸重二钱五分硃衣

壹陸四號　滋陰大力丸

当归　川断　寸冬　然铜

土别七个　茯苓　牛夕　白芍

杞子十四两 吉力斤四两 人参三两五钱 鱼鳔十两五钱

熟地斤四两 蜜大丸重三钱

青陆经验 猪腰一个合散

杜仲 巴戟 大芸二两 小茴两

故子二两 青盐五钱 共为细面

青陆经验 益气健中丸

口芪 党参二斤 於术 芸苓

枸子四两 米壳半斤 升麻 甘草二两

肉桂两　每斤兑烟灰一钱　蜜大丸重三钱

專陸七號　封臍炦肚膏

附子　官桂　干姜　葱白

老蒜　莫芋四两　用香油五斤炸枯去渣入黄

丹熬成至细料加肉桂六钱良姜三钱干姜五钱必下三钱

丁香三钱石脂五钱咗七共為細面蒜泥為丸綠豆大雄黃為衣

專陸八號　十香炦臍膏　照前方

再加木別四钱肉桂八钱　丁香一钱軋細面每張用此面一钱五

第陸九號　了凡保真丸

鹿膠　茯苓四兩　五味兩　山甲六兩

巴戟　故紙　菟子　牛夕二兩

當歸　沉香一兩　大芸　柏子仁

山葯　熟地　鍊子　杜仲

志遠　芦把　益知二兩　全虫

共為細面蜜小丸

第七拾號　秘製全鹿丸

鹿胎一具　海馬一對　茯苓　首烏

人參　仙茅　山药　八盆子
菟絲子　杜仲　巴戟八分　牛夕
远志　龍骨一分　山萸　枸杞
故帋　蛇床子　大芸　絲子
当归八分　鹿膠　附子　必夕
肉桂　鎖陽　茴香　沉香
五味　澄茄　蜜小丸

書七書號　九轉黄精丸
黄精十斤　九蒸九晒　為细面蜜小丸

壹七贰號　百補增力丸

焦楂　神曲　麦芽　焦茅朮

川朴　陈皮　焦青皮　焦只实斤

每斤兑馬蔺面四兩糖合蜜為丸重一錢五分

壹七叁號　參茸衛生丸

人參五兩　生芪六兩　当归三兩　白朮

杞子　大芸　五味　牛夕

白芍　杜仲三兩　缘子八兩　炙草四兩

附子 五钱　肉桂 三钱　鹿茸 二钱　元肉 五钱

六味面 四两　蜜大丸重四钱　腊皮封固

壹七四號　鎖陽固精丸

知母　川柏 九斤　芡实 三斤　白术 八斤

蓮須　鎖陽　牡力　龍骨

志远 三斤　莵子 四斤　蜜小丸

壹七伍號　林文公補正丸

明党　潞党　枸杞　芸苓

玉竹　法夏　棗仁五斤　覆花
益知〢斤半　炙草　橘紅　杜仲
炙芪〣斤半　米壳卅〥斤　炮姜〢斤半
每斤兑長壽面灰两一斤　蜜小丸
壺七陸碗　種玉丸
熟地四两　山萸一斤　杜仲六斤　白朮
牛夕一两　云苓　党参　枸杞六两
菟子两　大芸　巴戟四两　龍骨三斤

吉力 两 附子 四两 故纸 茴香 两

肉桂 三钱 母丁香 二两 狗肾 一个 口芪 五钱

虎骨 三钱 鹿茸肾 一个 海马 一对 鹿茸 六钱

共为面蜜小丸

壹七七號 十全大補丸

肉桂 甘草 川芎 人参 一斤二两

白芍 黄芪 熟地 三斤六两 当归

白术 二斤四两 云苓 斤十二两 蜜小丸

壹七八號

断煙参茸益壽丹

明党 杜仲 党参 云苓

枸杞二十兩 枣仁十五兩 法夏二十兩 米壳

玉竹二十兩 炮姜十五兩 甘草四十兩 益知十五兩

金牛草 黄金草半斤 二味黄 李仁二十兩

大不尺另百兩 口芪廿兩 為细面每兩兑力参不 鹿茸二不

洗米、不 嗎啡四厘 生烟二不 好灰不二不 人言五厘 水泛小丸

每兩面打卅个万粒 每丸重二厘五 滑石斤 兑硃砂一不、

合均上亮衣 粉红色

脾胃门

壹七玖號大健脾丸

生白朮九斤　口芪六斤　陈皮三斤　当归三斤

山药斤　木香八十二两　枣仁　云苓三斤

遠志斤半　蜜大丸重二钱五分

壹八拾號人参歸脾丸

人参　白朮　茯神　枣仁

口芪　当归　志远　元肉四斤

木香八斤　甘草二斤　蜜小丸

壹八壹號　人参健脾丸

人参　云苓　白术　陈皮

当归　白芍　山药　山查

只实　香附　神曲　麦芽

川朴半斤　莲子　甘草　砂仁四两

壹八贰號　理氣健脾丸

当归　白术　茯苓半斤　桔梗

陈皮　神曲　香附　只实

山查斤半　半夏斤十二两　木香十两　甘草二两

共为细面水泛小丸

壹八叁號　参苓白术丸

人参三两　白术六　莲子　陈皮

半夏　香附　茯苓　山药

扁豆　当归八两　黄连　砂仁

远志　菖蒲　桔梗　甘草四两　共面水泛小丸

叁八肆號　参苓白朮散

蓮子 四両　薏米　桔梗　云苓

山药 三両　白朮 二両　党参　扁豆 二両

炙炸　廣皮　砂仁　共為细面

叁八伍號　二味枳朮丸

只实　白朮 斤　共為细面水泛小丸

叁八陸號　雲苓潤身丸

白朮　当归　蓮子 二両　神曲

香附　陈皮　只实　山药
山查　白芍二两　炙芪　云苓三两
连川　炙草一两
共为细面水泛小丸

第八七號

太和丸
人参　只实　麦芽　廣皮
半夏曲　白芍　白术　云苓

当归 四两 元胡 三两 黄连 木香
甘草 二两 共为面水泛小丸

再制八号 加味保和丸

白术 陈皮 法夏 云苓
川连 神曲 山查 各十四两 香附
川朴 卜子 连壳 麦芽 各四两
只实 黄芩 十两 共为面水泛小丸

再制玖号 竹沥枳术丸

壹玖拾號　香砂枳术丸

只实　白术　芽术　南星

半夏 四两　黄芩　橘红　山查 二两

白芥子　当归　川芎 两　神曲水小丸

只实　白术　麦芽　山查

香附　云苓　陈皮　芽术 三斤

半夏　神曲 二斤四两　砂仁　下子

甘草　木香 十二两　水泛小丸

壹玖壹號　橘半枳朮丸

白朮　只實　神曲　麦芽斤半　水小丸

壹玖貳號　太蒼丸

陈蒼朮十斤　砂仁二斤半　茅朮斤四两　白叩仁十两　水小丸

壹玖叁號　健脾平胃丸

茅朮　云苓　白朮　神曲

建曲四两　扁豆　二廣皮　川朴

麦芽二两　砂仁　木香二两　山药四两

山查 三两 炙草 二两 水泛小丸

壹玖四號 香砂養胃丸

陈皮 香附 白朮 神曲

麦芽 法夏 云苓 只實

枝子 山查 黄芩 各半 甘草

川連 蒼朮 砂仁 各 藿香

川芎 各半

共為面水泛小丸

春久五號 越鞠丸

香附 茅朮 梔子 神曲

橘紅 二兩 白朮 黄芩 山查 各半 水小丸

春玖陸號 和中理脾丸

陈皮 白朮 云苓 砂仁

川朴 山药 扁豆 薏米

白芍 枳實 十兩 猪苓 香附

神曲 麦芽 茅朮 木香

澤久　山查　甘草一兩　蜜大丸重三錢

壹玖七號　六鬱丸

香附　元胡　川芎　生枝

蒼朮　神曲二斤半　共為面水泛小丸

壹玖八號　越菊保和丸

陳皮　蒼朮　川朴三斤　只殼

山查　砂仁　神曲　法夏

玉金斤半　桂枝斤十二兩　甘草六兩　青皮二斤四兩

熟附 三斤 卜子 二斤四两 川芎 斤半 水泛小丸

壹玖九號 經驗健脾丸

白朮 扁豆 云苓 当归

薏米 神曲 山药 山查

陈皮 熟附 五两 桔梗 猪苓

法夏 甘草 泽泻 砂仁

川連 五两

共為细面水泛小丸

貳佰號 開胃健脾丸

白朮 薏米 山查 神曲

陳皮 麦芽 五斤 甘草 蓮子

木香 八 半斤 山藥 白芍 砂仁 斤 水泛丸

貳○壹號 香砂平胃丸

蒼朮 砂仁 甘草 白朮 芽

陳皮 川朴 三斤 共為面水泛丸

貳〇弍號　上瀉胃苓丸

党參一兩　茯苓　白朮　川連

陳皮　蒼朮　白芍　豬苓

澤夕　川朴　藿香　柯子斤二兩

官桂斤　甘艸斤四兩　共為面水泛小丸

貳〇叁號　肉菓四神丸

肉菓　五味　故紙十二兩　吳萸四斤半　水小丸

貳○肆號　泄瀉固腸丸

肉菓木煨　故帋砂仁　川朴　水小丸

貳○伍號　香連丸

川連　只壳　白芍　三斤　梹榔

川朴　陳皮　廣木香　石蓮子　斤半

共為细面水泛小丸

貳○六號　六神丸

當門子　蟾酥　真珠（珍）不　雄精　二不

京牛黄二分 青黛一分 天虫二分五厘 川連三分
梅花二分 熊胆三分 古墨三分 人指甲三分
紫金錠二分 硼砂二分 共為细面
紫金錠熊胆打糊小丸如蘇子大小 青黛為衣 廣料齋子

氣滯门

贰〇六號　木香分氣丸

木香八斤　丁香八十兩　枳實二斤　檀香八斤

甘草八斤　陳皮　砂仁　青皮

川朴二斤　甘松　莪术二斤半　藿香八斤

焦查二斤

開水送服，每服二錢，口嚼
用叩仁母子水泛小丸如叩大小

貳○捌號　木香順氣丸

香附　烏藥　只殼　陳皮

山查　神曲　卜子　麥芽

青皮　檳榔二斤半　砂仁　木香斤

共為細面水泛小丸

貳○九號　九氣拈痛丸

灵脂　莪朮　當歸　檳榔

香附　陈皮　甘草　木香　十五两
元胡　姜黄　玉金　十二两　良姜
青皮　斤半
共为细面水泛小丸

貳壹拾號　加味左金丸
川连　三斤十二两　吴萸　十两　柴胡　青皮
玉金　斤四两　香附　斤壹两　白芍　斤半
共为面水泛小丸

贰壹壹號　鬱金丸

檳榔　烏葯　木香　黄連　蜀

陳皮　桃仁　連翹　防己

海粉　南星　八兩　半夏　蒼朮

川芎　十二兩　香附　玉金　斤　生枝

赤芍　砂仁　甘草　六兩　水泛小丸

贰壹弍號　交感丹

香附　斤　玉金　云苓　半斤　水泛小丸

貳壹叁號　木香導滯丸

木香　莪朮　砂仁二兩　枳殼

青皮　川朴三兩　香附　檳榔四兩

甘草兩

共為面水泛小丸

木香　檳榔　枳殼　青皮

三稜　莪朮　黃芩　當歸

香附　大黃　黑丑四兩　川柏十二斤

共为细面水泛小丸

贰壹伍號　沉香化滯丸

沉香　木香 斤半　柏子仁 二斤四两　大黄 四斤半

枳壳　陈皮　山查　三棱

莪术　牙皂　青皮　香附

神曲 二斤　共为面水泛小丸

贰壹陆號　诚修消滯丸

川朴 一斤八两　陈皮　枳壳　枝子

當归一兩 藿香 元胡 川軍
神曲 三稜二兩 莪术一兩 黄芩二兩
熟軍 麦芽 砂仁 只壳一兩
木香八兩 香附一兩 豆叩兩五錢 沉香八兩
甘草三兩 共為面水泛小丸

貳壹七號 調中四消丸
黑白丑四斤各 脂灵下上 熟軍二斤 皂角一斤四兩 水泛小丸

貳壹八號 神應百消丸

硇砂 阿魏 大黄 礞石

肉桂 木香 青皮 元胡

灵脂 茴香 甲山 蛤粉

乳香 没药 菖蒲 皂刺

牙皂 甘漆 大白佗 陈皮

枳壳 三棱 莪术 丁香

良姜 甘遂 大戟 芫花 二两五钱

雄黄 豆豉 两五钱 当归 葶苈 二两五钱

水中丸

貳壹玖號 不瀉內消丸

大白 陳皮 半夏 只殼

卜子 香附 山查 茅朮

莪朮 南星 靈脂 半斤 甘草 冒 水小丸

貳貳拾號 古方和中丸

大白 只實 半夏 陳皮

川朴 斤 甘草 冒 白朮 斤 木香 冒

生軍 斤 共為細面水泛小丸

貳弍壹號　開結枳實丸

陳皮　川朴　山查　麥芽一兩

青皮　只實　香附半斤　白朮

枝子　川軍四兩　神曲一兩　木香一兩

甘草四兩　共為細面水泛小丸

貳弍貳號　加味朴黃丸

川柏　川連十兩　青皮　只實

川軍　香附兩　木香兩　朴硝兩

甘艸 刃 白芍 四刃 共為面水泛小丸

貳弍叁號 消痞爛積膏

生軍 熟軍 黑丑 白丑

三稜 莪朮 等分 共為面水泛小丸 紅曲衣

貳弍肆號 鷄鳴遇仙丹

黑丑 檳榔 莪朮 三稜

茵陳 白朮 斤 干姜 八刃 牙皂水泛小丸

貳弍伍號 阿魏丸

神曲　黃芩　桔梗　香附四兩

莪朮　三稜　半夏三兩　遊軍

紅花　赤芍　木香兩　阿魏二兩

甘草三兩　共為面水泛小丸

貳弍陸瘰消瘰順氣丸

生地　貝母　海粉　海藻

昆布　海蜇　桔梗半斤　海石四兩　水泛小丸

貳弍七瘰順氣丸

生地　貝母　海藻　昆布

海粉 海石两 共为面水小丸

贰弍捌號 葛花解醒丸

党参斤 砂仁 木香八两 白叩四两

干姜十二两 青皮 陈皮斤 葛花二斤

泽夕 猪苓斤 白术 茯苓

神曲半斤 共为细面水泛小丸

贰弍玖號 万亿丸

巴豆双两 神曲三两 细面糊丸黄豆大硃衣每付七粒

貳叁拾號　華山碑記丸

榴皮　銀花　三稜　灵脂

杏仁　大戟皂炙二月　芫花炙　甘遂炙

葶力　豆豉　大黄　牙皂炙

炮姜王木　共為細面水陡小丸

貳叁壹號　茴香橘核丸

茴香　枝核　橘核　烏葯

海藻　昆布　海螵　練子

桃仁 川朴 木通 只实、

元胡 肉桂 木香、 以卜等卜 水泛丸

贰参贰号 阿魏 化痞膏

大黄、 千金子 生山甲 生三棱

甘遂 秦艽 炒叩 正莪术

芫花 炙别甲 肉金 卜子

白花叶子 四两 大戟 槟榔 一两五钱 胡连

芜荑 莱芽 一两 用香油七斤熬至滴水成珠加官粉 二斤十两

成丑同摊时再对阿味一两 木香、二两五钱 乳香、五钱 丁香、五钱 肉桂五钱 共面每斤兑面五钱

貳叁叁號　四製練實丸

芦把　练子二斤十四两　木香六斤十四两　橘核二斤半

巴戟斤十四两　萸芋斤十四两　青皮　茴香

柴胡　木通斤十四两　川乌斤　共面水泛小丸

貳叁肆號　沉香消化丸

沉香　芸苓　陈皮　甘草

南星半斤　枯矾二两　礞石四两　黄芩

神曲　只实　卜荷　皂角二两　水泛小丸

贰叁伍號　加減八分消丸

川朴 四两　人參 三钱　白朮 四两　姜黃 一两

黄芩　川連 五钱　只实　半夏

知母　猪苓 二两　砂仁　泽泻 五钱　水丸

贰叁陸號　開胸順氣丸

木香 七斤半　香附 十五斤 炒叩　莪朮 七斤半

槟榔 十五斤　只壳　青皮　神曲

陈皮　川朴 七斤半　黑丑 十五斤　甘草 炒 二斤十二两

白芍 五錢 共為細面水泛小丸

貳叁七號 異授二龍膏

活甲魚 五個 鮮莧菜 五斤 三稜 莪朮 四兩

用香油十二斤將前三味熬一許時將馬見熬枯去渣滴水成珠加黃丹成至二兩兑細料列下 乳香 五錢 沒藥 五錢 冰片 二錢 射香 二錢 每斤至一兑五錢

貳叁捌號 王府舒肝丸

砂仁 木香 檳榔 薑黃

柴胡 只殼 紫朴 玉金 斤

落水沉 半斤 另　廣皮　青皮　香 [illegible]
山查一 二斤半　甘草 蜀　叩仁 十二两 另
共為细面蜜大丸重二小　腊皮

貳叁玖號　单舒肝丸

姜黄　砂仁　木香　柴胡 三两二小
只壳　川朴　玉金 一两四小　陈皮
青皮　香附 十二两 炒　甘草　叩仁 一两二小
共為细面蜜大丸重二小

貳肆拾號　五味梹榔丸

味子三錢　梹榔半斤　叩仁兩　丁香三錢

砂仁兩　廣皮兩　干姜三錢　白朮三錢

食塩一錢　肉桂三錢　棗榔八兩　黑丑兩

共為細（粗）面江米糊為丸每重三錢

貳肆壹號　五香丸

生香附　炙香附斤　生灵脂　炙灵脂半斤

黑丑　神曲四兩　水泛小丸

貳四弍號　萬應山查丸

生軍　山查　里丑十五斤　黃芩

滑石十斤半　水泛小丸

貳四叁號　大山查丸

山查斤　神曲　麦芽半斤　加白糖三两　蜜大丸

貳四肆號　截瘧七宝丸

当归　川芎　白朮　白芍

云苓　别甲　知母　京貝

炒果 麦芽 黄芩 柴胡十二两
陈皮 青皮斤半 白叩 常山
川朴二斤 甘草半斤 肉桂四两 法夏十二两
用乌梅里丑斤 熬水为小丸

贰四伍號 神效瘧散

白叩 青皮 柴胡 川朴
常山 陈皮四两 炒菓 甘炒二两
茅术四两 共为细面

貳四陸號 蠱症散

焦术 檳榔 黑丑 白丑

大戟炙 芫花炙 商陸炙 牙皂炙

木通炙 澤夕 甘遂炙 等分 每服三分白水送下

眼目門

明目上清丸

貳四七號

归尾 十斤　川芎 五斤　生地　黄芩 七斤半

桔梗　防風 十二两　川柏　荊芥

川羌 三斤十二两　澤夕　白芷　大黄 五斤

甘草 二斤半　草决 七斤半　水泛小丸

貳四捌號　紫金錠

撥云散 四两　章丹 二两　硇砂 三小　海螵蛸 小　共研

贰四玖號

乳香五钱 月石一钱 射香三钱 没药五钱

镜面砂一钱 冰片三钱 炼老蜜为锭重三钱

明目蒺藜丸

川芎 木贼 蒺藜 虫退二斤

薄荷 防风 菊花 覆花

桔梗斤四两 当归 白芍 川羌

生地斤 白芷斤四两 黄芩十两 甘草一斤八两

胆草 草决斤四两 共为细面水泛小丸

貳伍拾號　黄連羊肝丸

川連　川芎　木賊　只壳

五味　一两三小　杏仁　人参　甘草

青皮　青塩　川朴　知母

蒙花　寸冬　菊花　赤芍

山药　羚羊　西角　当归

杜仲　生地　天冬　斤十二两　全虫

防風　荆芥　荆子　云苓